AF296987

CONTRIBUTION A L'ÉTUDE

DES NÉCROSES

DU

MAXILLAIRE INFÉRIEUR

PAR

Le Dr Constantin ALQUIER

LYON

A. REY, IMPRIMEUR-ÉDITEUR DE L'UNIVERSITÉ

4, RUE GENTIL, 4

1900

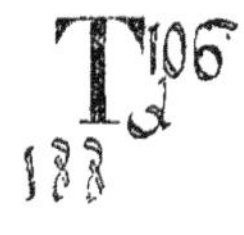

CONTRIBUTION A L'ÉTUDE

DES NÉCROSES

DU MAXILLAIRE INFÉRIEUR

CONTRIBUTION A L'ÉTUDE

DES NÉCROSES

DU

MAXILLAIRE INFÉRIEUR

PAR

Le Dr Constantin ALQUIER

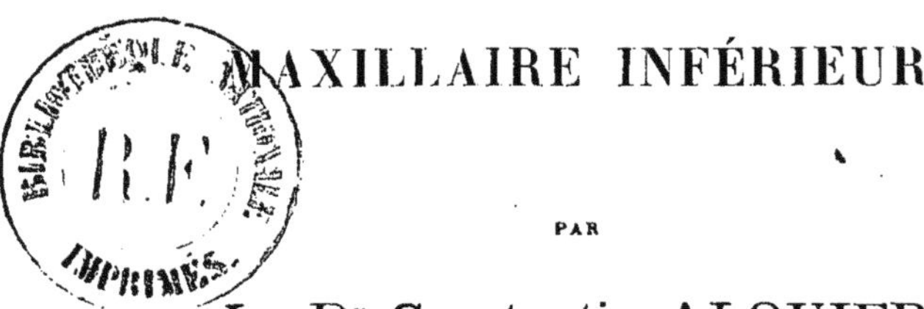

LYON

A. REY, IMPRIMEUR-EDITEUR DE L'UNIVERSITE

4, RUE GENTIL, 4

1900

INTRODUCTION

Nous avons eu l'occasion d'observer, dans le service de M. le professeur Curtillet, deux cas de nécrose limitée à une très petite portion de l'angle du maxillaire inférieur. Ces deux cas étaient superposables l'un à l'autre, la nécrose occupant exactement le même siège, bien que la dent qui était le point de départ de l'infection ne fût pas la même chez nos deux malades. Ils méritaient d'attirer l'attention, et certaines particularités intéressantes ont engagé M. le professeur Curtillet à nous proposer, pour sujet de notre thèse, l'étude de ces deux cas en particulier et, en général, l'étude des nécroses du maxillaire.

Les recherches que nous avons faites nous ont permis de retrouver plusieurs types anatomopathologiques et cliniques de nécroses siégeant en des points différents du maxillaire inférieur.

Nous nous proposons de nous occuper ici des nécroses partielles compliquant les inflammations banales du maxillaire inférieur, et particulièrement de celles qui intéressent l'angle et la branche montante de cet os. Nous ne parlerons, que pour les citer, de quelques nécroses spécifiques à caractères particuliers qui ne sauraient trouver place dans le cadre restreint de notre travail.

Pour montrer l'évolution de certaines formes d'ostéite du maxillaire et des lésions secondaires auxquelles elles peuvent donner lieu, il nous sera nécessaire de retracer rapidement l'anatomie normale et le mode de développement de cet os, et surtout des régions qui nous occupent. Nous exposerons successivement ensuite la pathogénie des affections qui nous intéressent, leur étude clinique et leur traitement.

Mais avant d'aborder notre sujet, qu'il nous soit permis d'adresser ici l'expression de notre reconnaissance et de rendre un public hommage à nos maîtres de l'hôpital de Mustapha et de l'école d'Alger, qui ont guidé nos études médicales.

M. le professeur Curtillet, auprès duquel nous avons été attaché comme interne pendant notre dernière année d'études à Alger, nous a prodigué avec ses savantes leçons ses instructives et familières causeries, qui furent pour nous un précieux enseignement, de nombreuses marques de sympathie et de bienveillance ; c'est à ses conseils et à son expérience que nous sommes redevable des éléments de notre travail. Nous somme heureux de pouvoir, aujourd'hui, présenter à ce maître l'hommage de notre profonde reconnaissance et de notre entier dévouement.

Que MM. les professeurs Bruch, Vincent, Cochez, Blaise, dont nous avons l'honneur d'avoir été l'élève, reçoivent ici l'hommage de notre sincère gratitude.

A tous nos maîtres de l'école d'Alger nos respectueux remerciements.

Nous garderons le souvenir du bienveillant accueil qui nous fut fait à la Faculté de Lyon par MM. les professeurs Poncet, Bérard, Pic, Courmont, Tellier, lors de nos derniers examens; nous les prions d'agréer l'expression de notre profonde gratitude.

Que M. le professeur Poncet, qui a bien voulu nous faire l'honneur d'accepter la présidence de notre modeste travail, veuille bien agréer l'hommage de notre respectueuse reconnaissance.

DES NÉCROSES

DU MAXILLAIRE INFÉRIEUR

ANATOMIE

I. **Configuration extérieure**. — Le maxillaire inférieur, os impair et médian, situé à la partie inférieure et postérieure de la face, est formé de deux moitiés symétriques, primitivement séparées, puis soudées à la naissance sur la ligne médiane. Chacune de ces moitiés peut être considérée comme un os entier, se divisant à son tour en deux portions distinctes ; l'une, le corps ou branche horizontale, l'autre, la branche montante ou portion écailleuse, située en arrière. Le corps, très épais, aplati transversalement, s'incurve en avant jusqu'à la ligne médiane, pour former un fer à cheval avec la moitié opposée de l'os. Il présente à étudier : deux faces, deux bords, deux extrémités. Les deux faces, interne et externe, sont lisses, traversées toutes deux obliquement, d'avant en arrière et de bas en haut, par une crête

peu accusée : lignes obliques interne et externe,
allant du menton à l'extrémité postérieure du bord
alvéolaire ; la ligne externe se continue ensuite directement avec le bord antérieur tranchant de la branche
montante. La ligne oblique interne semble supporter
la partie postérieure du bord alvéolaire, qui fait cor-
niche en dedans, puis se continue par une crête accusée, parallèle au bord antérieur de la branche montante,
et se termine avec lui au sommet de l'apophyse coronoïde. La face interne présente, en arrière, sous la
ligne oblique, une dépression en rapport avec la glande
sous-maxillaire ; plus en avant une petite fossette ova-
laire, en rapport avec la glande sublinguale ; près de la
ligne médiane, deux petites saillies superposées, ou
apophyses géni supérieure et inférieure, où s'insèrent
les génioglosse et génio-hyoïdien. Sur la face externe,
se trouve le trou mentonnier, situé à mi-hauteur du
corps de l'os, au-dessous de la deuxième prémolaire.
Ce trou, situé sur le canal dentaire, sert d'orifice de
sortie au nerf mentonnier, branche du dentaire inférieur. Le bord inférieur, lisse, mousse, est formé de la
jonction des deux faces; il s'amincit en arrière pour se
terminer à l'angle du maxillaire. Le bord supérieur ou
alvéolaire, plus épais que l'inférieur, est creusé des
alvéoles destinés aux racines des dents.

La branche montante, ou portion écailleuse, est bien
moins épaisse que le corps. Sa forme est quadrilatère,
nous présentant deux faces, quatre bords, quatre
angles. La face externe est à peu près plane et lisse. La
face interne présente en avant une crête parallèle à son
bord antérieur, et qui est quelquefois aussi avancée

que lui, de sorte que, dans ces cas, le bord antérieur
semble formé d'une gouttière comprise entre deux
crêtes parallèles, s'écartant en bas pour embrasser la
partie postérieure du bord alvéolaire. La dent de
sagesse peut se trouver enchâssée sous la fourche que
forment quelquefois ces deux crêtes se réunissant
au-dessus d'elle. Vers le centre de la face interne, se
trouve l'orifice interne du canal dentaire, regardant en
dedans et en arrière, et masqué en partie par l'épine de
Spix, petite lamelle triangulaire, à base antérieure,
soudée au bord interne de l'orifice, à sommet libre
dirigé en arrière. L'angle antéro-supérieur est formé
par l'apophyse coronoïde, terminée en pointe aiguë
regardant en haut, et servant d'insertion au temporal.
L'angle postéro-supérieur supporte le condyle, masse
osseuse allongée transversalement, légèrement aplatie
d'avant en arrière, offrant, supérieurement, une surface ellipsoïde et régulière recouverte d'un cartilage
d'encroûtement, et s'articulant, par l'intermédiaire
d'un ménisque fibro-cartilagneux biconcave, avec la
racine transverse et articulaire de l'apophyse zygomatique temporale. L'angle antéro-inférieur se confond
avec l'extrémité postérieure de la branche horizontale
de l'os. L'angle postéro-inférieur, ou angle du maxillaire, est formé d'un massif osseux, oblique de haut en
en bas, d'arrière en avant, formé par la jonction des
bords, inférieur du corps, et postérieur de la branche
montante, qui s'épaississent à son niveau ; on peut lui
décrire deux faces triangulaires et allongées ; sa face
externe est à peu près lisse, comme la face externe
de la branche montante ; sa face interne est couverte

de petites crêtes mousses, obliques en haut en avant, où s'insèrent les fibres du ptérygoïdien interne. Le contour de l'angle, souvent très épais, présente deux lèvres, dont l'externe, souvent saillante et accidentée, sert à l'insertion du masséter. Le bord supérieur, ou échancrure sigmoïde, est mince, tranchant, fortement concave en haut, allant de l'extrémité de l'apophyse coronoïde au col du condyle. Le bord postérieur, rectiligne, mousse, descend du condyle à l'angle du maxillaire. Le bord inférieur se confond avec celui du corps de l'os, lequel s'amincit avant d'arriver à l'angle, pour s'épaissir de nouveau à son niveau. Le bord antérieur, que nous avons décrit plus haut, est formé en général d'une crête tranchante, faisant suite à la ligne oblique externe qui se redresse verticalement en arrière ; en dedans de ce bord, une gouttière qui le suit, le sépare du prolongement de la ligne oblique interne, formant une crête en dedans et en arrière de ce bord.

II. **Structure**. — Le maxillaire inférieur, comme tous les os plats, est formé de deux lames de tissu compact dont l'épaisseur varie avec les points considérés, et dont l'intervalle est comblé par du tissu spongieux, plus ou moins épais, plus ou moins dense suivant les régions.

Des coupes transversales, faites dans un os décalcifié par séjour dans une solution d'acide azotique, nous permettent d'étudier la disposition des tissus compact et spongieux, les rapports du canal dentaire, dont la connaissance est nécessaire pour expliquer le mécanisme de certaines lésions pathologiques.

Au niveau de la branche montante, les deux lames de tissu compact, formant les faces interne et externe, sont séparées par une mince couche de tissu spongieux, qui devient presque nulle au niveau d'une zone oblique en bas en avant, située au-dessus de l'angle, correspondant à une dépression large de la face interne. Le tissu spongieux de l'angle se trouve ainsi presque isolé du reste du tissu spongieux de l'os.

Le tissu compact est épais au niveau du bord antérieur de la branche montante, de la ligne oblique externe qui continue ce bord, et surtout au niveau du bord inférieur du corps de l'os.

Nous notons, de plus, qu'au niveau de la branche montante, le canal dentaire est intimement appliqué contre la table interne sans interposition du tissu spongieux. Au niveau de la troisième molaire, il abandonne la paroi et se rapproche du milieu de l'épaisseur de l'os, qu'il atteint vers la première grosse molaire ; continuant son trajet, il s'incurve légèrement, en haut et en dehors, pour aboutir au trou mentonnier par lequel sort le nerf de même nom, l'artère continuant son trajet dans la partie antérieure du canal. Le trajet du canal dentaire est oblique de haut en bas et d'arrière en avant. A l'extrémité postérieure du corps, il est entre le tiers supérieur et le tiers moyen de la hauteur de l'os. Plus en avant, il est en rapport intime avec la dent de sagesse, dont le sépare une très mince lamelle osseuse, formant le fond des alvéoles radiculaires de cette dent. Au niveau de la deuxième grosse molaire, l'écartement est plus grand, et augmente encore au niveau de la première ; puis le canal se relève, en se rapprochant de la deuxième prémolaire, pour aboutir au trou mentonnier. Au niveau de chacune des racines, le canal est réuni aux alvéoles et aux dents par des pertuis étroits livrant passage à l'état frais aux vaisseaux et nerfs radiculaires et pouvant servir de voie conductrice à l'infection d'origine dentaire.

Cet exposé montre que, dans sa partie postérieure, les lésions du canal sont étroitement liées à celles de la table interne de l'os, et que, de toutes les dents, la dent de sagesse est celle dont les lésions retentissent le plus facilement sur l'état de ce canal ou des organes qu'il abrite.

III. **Développement.**— Chez l'embryon, le maxillaire inférieur, petit arc parabolique, composé de deux moitiés symétriques, se montre vers le 35e jour de la vie intra-utérine. Ce petit arc se bâtit sur un cintre cartilagineux préformé, qui lui sert de tuteur : le cartilage de Meckel. Au moment où le maxillaire est suffisamment solide pour ne plus s'affaisser, c'est-à-dire du 3e au 5e mois, le cartilage de Meckel s'atrophie et disparaît dans la plus grande partie de son étendue ; son extrémité postérieure se transforme pour former les osselets de l'oreille moyenne.

D'après Rambaud, chacune des moitiés du maxillaire se développerait par cinq points d'ossification, dont deux principaux pour la région incisive et la branche horizontale, et trois secondaires pour le condyle, l'apophyse coronoïde et l'angle. A ce moment, la partie postérieure, qui formera plus tard la branche montante , prolonge directement le corps de l'os. Les deux bords sont horizontaux dans toute leur étendue. Le bord supérieur présente, à sa partie postérieure, une petite saillie qui est l'apophyse coronoïde et dont la pointe regarde en arrière et en haut. Une légère ondulation représente l'angle sur le bord inférieur. Le bord supérieur, dans ses trois quarts antérieurs, est creusé d'une gouttière dans laquelle se logent l'artère et le nerf dentaires. Plus tard, sur cette gouttière apparaissent de petits ponts osseux, laissant entre eux des vides qui seront plus tard les alvéoles dentaires. De ces ponts ou cloisons, les premiers formés sont les plus antérieurs ; ceux des molaires ne se forment qu'après la naissance. Les alvéoles, ainsi limités, communiquent avec le canal dentaire par un large orifice, qui va se rétrécir par prolifération osseuse de ses bords, et se réduire à un petit pertuis par lequel passent les vaisseaux et le nerf de chaque racine. La gouttière primitive est ainsi transformée en un canal fermé sur toute sa longueur, s'ouvrant en arrière sur la face interne de la portion écailleuse du maxillaire, et en avant sur la face externe du corps de l'os, par le trou mentonnier.

A ce moment, l'épaisseur du corps du maxillaire égale sa hauteur ; le canal dentaire et le trou mentonnier sont très voisins du bord supérieur. Lors de la première dentition, il se fait au niveau de ce bord un travail considérable ; les alvéoles, d'abord très petits, emprisonnant complètement la dent de lait, subissent un stade de résorption, permettant aux dents incluses d'évoluer ; au travail de résorption fait aussitôt suite une production d'os nouveau, élevant les parois alvéolaires qui suivent le collet de la dent pendant la durée de sa progression. A l'âge de cinq ou six ans, la dent permanente progresse sous la dent temporaire dont la racine se résorbe; une nouvelle régression du bord alvéolaire se produit, libérant la couronne de la dent de lait qui, n'étant plus retenue que par les gencives, tombe spontanément ou se laisse facilement enlever.

Le bord alvéolaire est bientôt le siège d'une nouvelle poussée osseuse, reproduisant les murs des nouveaux alvéoles qui suivent la croissance de la nouvelle dent. Le résultat de ces diverses modifications est une augmentation de la hauteur de l'os, augmentation qui porte presque en totalité sur la zone située au-dessus du canal dentaire, en sorte que le trou mentonnier, après la deuxième dentition, se trouve non plus près du bord supérieur, mais au milieu de la hauteur du corps de l'os.

Ces modifications de volume et de hauteur de la branche horizontale ne sont pas les seules que l'on observe dans le développement du maxillaire inférieur; sa forme générale subit aussi des modifications très sensibles.

Le corps de l'os croît en longueur, pour que son bord alvéolaire puisse fournir un espace suffisant à l'évolution des dents qui apparaîtront successivement à sept ans, à douze ans, à vingt ans, en arrière des premières dents permanentes.

D'après Debierre, au fur et à mesure que les dents paraissent chez l'enfant et l'adolescent, la portion du corps du maxillaire située en arrière du lieu d'apparition de la nouvelle dent s'allonge. Par ce mécanisme, la branche montante serait repoussée en arrière, si elle n'était fixée au crâne par l'articulation temporo-maxillaire, point fixe autour duquel elle pivote, tendant à devenir verticale, diminuant ainsi de plus en plus l'angle qu'elle forme avec le corps de l'os. Les moyennes de cet angle, pour les races caucasiennes, seraient de 140 degrés chez le fœtus à terme, 135 degrés à deux ans, 130 degrés à sept ans, 120 degrés chez l'adulte.

Ces modifications se font par un travail lent et continu, dans la structure de l'os, au point de jonction du corps et de la branche montante.

Chez le vieillard, un travail de raréfaction du bord alvéolaire peut libérer toutes les dents qui deviennent mobiles et tombent ; à ce moment, le maxillaire se déforme de nouveau et se rapproche du type fœtal ; l'angle des deux branches augmente, mais dépasse rarement 130 degrés. Le bord alvéolaire détruit fait place à une crête lisse, tranchante, recouvrant le canal dentaire ; le trou mentonnier se trouve, de nouveau, très près du bord supérieur de l'os.

Les considérations qui précèdent, sur l'évolution du maxillaire inférieur, montrent que cet os est, de la naissance à l'âge adulte, c'est-à-dire pendant la durée de l'évolution des dents, en continuelle activité, et que cette activité, analogue à celle des régions bulbaires des os longs, a surtout pour sièges le bord alvéolaire et la région de l'angle, mettant ces régions dans des conditions favorables aux inflammations et partant aux nécroses.

La pathogénie nous montrera le rôle joué par l'anatomie et le développement du maxillaire inférieur dans la production des nécroses de cet os.

ÉTIOLOGIE. — PATHOGÉNIE

A. ÉTIOLOGIE

Les causes susceptibles de favoriser ou d'occasionner l'inflammation, et partant la nécrose du maxillaire inférieur, sont nombreuses.

Nous avons montré que cet os, pendant toute la durée de l'évolution dentaire, était le siège d'une grande activité physiologique, qui le rendait comparable aux régions juxta-épiphysaires des os longs, « zones de prolifération physiologique qui sont aussi les zones des processus pathologiques » (Ollier). Cet état de réceptivité est augmenté par les nombreuses causes qui débilitent l'organisme entier et le rendent plus accessible aux agents pathogènes ; ces causes sont les maladies dystrophiques, les diathèses, les maladies infectieuses aiguës ou chroniques. D'après ces données, on comprend pourquoi les nécroses sont plus fréquentes dans le jeune âge et surtout chez les sujets débilités, diathésiques, ou convalescents de maladies aiguës.

Après ces causes générales préparant le terrain, les causes locales favorisant la pénétration des microbes jusqu'à l'os sont nombreuses. Toutes les lésions des tissus voisins de l'os, muqueuse, téguments, dents, peuvent y contribuer. La bouche a été justement comparée à une étuve où se cultivent, quand sa propreté est négligée, de nombreux microbes qui, de saprophytes deviendront pathogènes, dès qu'ils auront l'occasion de pénétrer dans nos tissus. Le maxillaire inférieur est proche de la surface, et à la partie déclive de la bouche ; il sera souvent infecté. Les germes peuvent ne pas arriver directement de l'extérieur, et n'atteindre le maxillaire qu'après un séjour plus ou moins long ou une évolution dans l'organisme ; c'est ainsi que cet os, comme tous les autres, peut être le siège d'ostéite tuberculeuse ou d'ostéomyélite consécutives à des lésions primitives d'autres organes.

Parmi les causes générales, les fièvres éruptives, la scarlatine et la rougeole surtout, tiennent le premier rang dans l'étiologie de la nécrose du maxillaire inférieur. C'est surtout pendant la convalescence de ces maladies que se produit cette complication. La lésion est sans rapport avec la nature et l'intensité de la fièvre. D'après Salter (Guy's Hospital-Reports), cet accident serait plus commun dans la scarlatine que dans la rougeole, et se produirait dans les quatre ou cinq premières semaines de la convalescence. Le maxillaire inférieur serait plus souvent atteint que le supérieur. C'est de quatre à huit ans, c'est à-dire à l'âge où les mouvements nutritifs et le développement sont le plus intenses, que cette affection serait le plus souvent observée. Les filles seraient plus souvent atteintes que les garçons.

Le scorbut, maladie dystrophique, en même temps qu'il met l'os en état de réceptivité par les troubles de la nutrition générale, favorise, par ses complications gingivales, la pénétration des germes qui pourront cheminer jusqu'à l'os.

Le diabète, d'après Magitot *(Traité de la carie dentaire)*, agirait par la présence, dans la salive, de sucre favorable aux cultures microbiennes, produisant par fermentation des acides lactique et butyrique qui attaquent les dents et décollent les gencives, permettant ainsi aux germes d'atteindre le maxillaire.

Le tabes dorsal est souvent accompagné de chute des dents par arthrite expulsive. L'inflammation arthrodentaire est signalée dans le rhumatisme chronique, les affections du cœur, du foie, des reins, dans la grossesse. Dans ces cas, une inflammation très légère siège sur la gencive; ces manifestations, peu bruyantes, augmentent d'intensité quand l'os est envahi.

La tuberculose peut se localiser sous toutes ses formes, aiguë ou chronique, avec ou sans sequestre, dans le maxillaire.

La syphilis peut y présenter ses divers processus nécrosants étudiés par MM. Augagneur et Fournier, qui ont montré qu'elle agissait par ostéopériostite, par gomme ostéopériostique, ou par ostéomyélite gommeuse.

Parmi les causes locales d'infection du maxillaire, citons d'abord les traumatismes qui, par lésion des parties molles recouvrant l'os, par fracture de celui-ci, par fracture d'une dent ou son avulsion, peuvent ouvrir des portes variées aux germes, quand dans ces lésions,

qu'elles soient accidentelles ou chirurgicales, l'asepsie
et l'antisepsie sont négligées.

La cause la plus fréquente et à laquelle peuvent
aboutir toutes les lésions inflammatoires de la bouche,
est l'inflammation du tissu séparant la dent de la paroi
alvéolaire. Cette lésion est appelée arthrite alvéolo-dentaire par les auteurs qui considèrent comme ligament
(Ranvier) ce manchon fibreux maintenant la dent en
place, ou ostéopériostite alvéolo-dentaire par de nombreux auteurs faisant de ce tissu l'analogue et la con-
tinuation du périoste du maxillaire.

L'évolution dentaire est une cause fréquente de cette
lésion. Quand une dent apparaît hors du bord alvéolaire, elle est recouverte d'un capuchon gingival plus
ou moins résistant suivant l'âge du sujet, et qui tardera plus ou moins à s'érailler et à s'ouvrir pour découvrir l'organe sous-jacent. Les tiraillements de la dent
sur ce capuchon, quand ce dernier ne cède pas, peuvent être cause de douleur, de névralgie, de congestion
de la région, préparant ainsi le terrain à l'inflammation,
qui ne pourra toutefois s'établir que quand une porte
aura été ouverte aux microbes. Cette porte existera
dès le moment où la gencive cédera sous la pression et présentera une éraillure ou une déchirure. Les
germes pourront alors pénétrer sous ce bonnet dentaire, y rester localisés sans amener de suite fâcheuse,
ou pénétrer, de proche en proche, plus profondément,
atteindre l'interligne alvéolo-dentaire, et y déterminer
de l'arthrite, puis de l'ostéite du maxillaire.

Les accidents de ce genre, fréquents pendant l'évolution de la dent de sagesse, ont fait incriminer l'insuf-

fisance de l'espace nécessaire à l'évolution de cette dent entre la dent de douze ans et la branche montante du maxillaire, et la résistance des parties dures voisines. Cependant la physiologie générale nous apprend que lorsqu'un organe est soumis à une compression prolongée, il s'atrophie; la pathologie nous montre de même que les cas de résorption du tissu osseux par compression ne sont pas rares. On peut, d'ailleurs, invoquer ce qui se passe dans le système dentaire lui-même : on voit souvent des sujets dont les dents chevauchent faute de place, et chez qui cependant la compression, manifeste dans ces cas, ne donne pas lieu à des accidents inflammatoires ou douloureux. On voit également les accidents de la dent de sagesse se produire alors que la deuxième molaire a été enlevée antérieurement et que le manque de place ne peut être mis en cause. On voit, de même, des accidents analogues à ceux de la dent de sagesse, lors de l'évolution, à sept ans et à douze ans, des première et deuxième molaires (Redier). La congestion de la région, le soulèvement de la gencive et sa perforation, soit spontanée, soit causée par les dents supérieures, les aliments ou le bistouri, ouvrant une porte aux microbes dans un terrain préparé, sont dans ces cas les vraies causes des accidents inflammatoires, alvéolo-arthrite, ostéite et nécrose.

Toutes les opérations sur les dents et les gencives, avulsion dentaire, incision gingivale chez les enfants et adultes, lorsqu'elles ne sont pas accompagnées d'antiseptie locale, peuvent être suivies d'inflammation du maxillaire.

La carie dentaire est une cause fréquente d'arthrite alvéolaire, par propagation, par la pulpe, de l'inflammation de la dent au fond de l'alvéole et à l'os.

La stomatite ulcéro-membraneuse, fréquente chez les enfants de cinq à dix ans placés dans de mauvaises conditions hygiéniques (chétifs, scrofuleux, rachitiques, convalescents), est souvent suivie de nécrose du maxillaire ; Blondeau (1862) et Ragnaud (1892) en rapportent de nombreux cas.

Le noma qui survient chez les gens débilités et miséreux et surtout chez les enfants, est éminemment favorable au développement de l'arthrite alvéolo-dentaire suivie rapidement de nécrose de l'os.

Le phosphore, dont les vapeurs sont inhalées par les ouvriers des fabriques d'allumettes, est une cause de nécrose souvent totale du maxillaire. L'opinion des auteurs sur la manière d'agir du phosphore est partagée suivant trois théories :

D'après la première, l'inhalation des vapeurs de phosphore agirait sur tout l'organisme, et en particulier sur le squelette en ralentissant sa nutrition, d'où état de réceptivité des os.

D'après une seconde théorie, le phosphore agirait directement sur les gencives (Trélat), produisant une gingivite et permettant, par suite, aux vapeurs irritantes de pénétrer jusqu'au bord alvéolaire par les interstices des dents.

La troisième théorie (Roussel, 1836) admet la nécessité de la carie dentaire préalable. Les canaux radiculaires des dents seraient la voie ouverte aux vapeurs morbides, qui peuvent ainsi aller attaquer le périoste alvéolo-dentaire et étendre l'inflammation au périoste propre de l'os et à celui-ci. Cette théorie semble confirmée par les recherches de Magitot (1875) qui, sur soixante cas observés, a toujours trouvé une carie avancée d'une ou plusieurs dents.

Le mercure agit en produisant une gingivite qui, déchaussant les dents et mettant à nu le bord alvéolaire, le rend accessible aux agents pathogènes. Moins commune que la nécrose phosphorée, la nécrose mercurielle peut se produire chez les ouvriers exposés aux vapeurs de ce métal ou chez les malades suivant un traitement mercuriel massif et prolongé.

L'arsenic agirait d'une façon analogue.

En résumé, l'inflammation du maxillaire inférieur, que peut compliquer la nécrose de cet os, est provoquée par de nombreuses causes d'ordre général ou local, ayant pour effet de mettre l'os en état de réceptivité et d'ouvrir aux microbes une porte d'entrée, située, dans la grande majorité des cas, au niveau du bord alvéolaire.

Après ces données étiologiques de l'inflammation du maxillaire, cause de la nécrose de cet os, nous croyons utile de rappeler la pathogénie des nécroses en général, pour décrire ensuite les particularités présentées par celles du maxillaire.

B. — PATHOGÉNIE

I. Pathogénie de la nécrose des os en général.

L'étude de la nécrose des os est aussi vieille que la médecine : Hippocrate l'appelait pourriture ; Duhamel, en 1743, englobe dans une même description la nécrose et la carie ; Louis décrit séparément ces deux sortes de lésions ; Chopart, en 1776, fait de la nécrose une maladie propre des os. On ne peut passer sous silence, dans l'étude de la nécrose des os, les noms de Weidman, Troja, David à la fin du siècle dernier, Scarpa, Meding (1824), Diday (1839), Nélaton (1845). Chassaignac, en 1854, montre les rapports de la nécrose et de l'ostéomyélite ; Klose, en 1858, reprend et complète les idées de Chassaignac. Gosselin, Bœckel, Franck, cherchent à déterminer les relations du processus nécrosant avec l'ostéomyélite ; deux camps se forment alors : les uns, avec Bœckel et Wolkmann (1865), font jouer le rôle le plus important à la périostite ; d'autres, avec Roser et Lannelongue, acceptent l'influence prédominante de l'ostéomyélite. De nos jours, on admet que chaque partie de l'os peut, quand elle est malade, être siège de nécroses partielles, mais que les grands séquestres sont, le plus souvent, la conséquence des lésions combinées du périoste et de la moelle. Les beaux travaux d'Ollier et de Busch jetèrent un grand jour sur beaucoup de points, jusque-là restés obscurs, de la physiologie pathologique de la nécrose des os. La théorie mécanique soutenue par ces auteurs restait cependant insuffisante pour expliquer certains faits observés ; nous devons à M. le professeur Poncet et à M. Dor la mise en évidence, dans la production des nécroses, de l'action des éléments toxiques qui accompagnent toujours l'inflammation.

Si nous laissons de côté toutes les causes dont l'effet est de détruire directement les tissus vivants (agents physiques, chimiques, mécaniques), ou de provoquer la mort des cellules vivantes par arrêt de la circulation dans un territoire étendu (occlusion par embolie, thrombus, compression des gros vaisseaux), nous voyons que tous les autres cas de nécrose se rapportent à l'inflammation, d'où la proposition du professeur Ollier : « L'inflammation est la véritable cause de la nécrose des os. »

Comment l'inflammation agit-elle sur un territoire osseux pour en déterminer la mort? D'après la théorie de M. Ollier, la nécrose serait le résultat d'un arrêt de nutrition par oblitération mécanique, ou par destruction des capillaires sanguins du territoire intéressé. Deux processus différents arriveraient à ce résultat : le premier serait rapide et se produirait dans les inflammations aiguës, où les capillaires contenus dans les canaux inextensibles de Havers seraient oblitérés par l'arrêt des globules blancs et rouges dans leur lumière ; dans ce cas, si la raréfaction du tissu osseux n'est pas assez rapide pour permettre la décompression des vaisseaux ou l'établissement d'une circulation complémentaire, la nécrose en sera le résultat. Ceci explique pourquoi le danger de la nécrose serait, toutes choses égales d'ailleurs, proportionnel à l'étroitesse des canaux de Havers et à l'âge du sujet, le tissu vieux étant plus dense que le tissu jeune. Si en réalité on observe plus de nécroses chez l'enfant que chez l'adulte, c'est que les inflammations osseuses sont beaucoup plus fréquentes dans l'enfance.

Le second processus dérive de l'inflammation subaiguë ou chronique. Ici, un premier stade a pour résultat une raréfaction du tissu osseux et l'établissement d'une circulation plus ou moins exagérée, par néoformations vasculaires, dans le territoire intéressé. Si la cause pathogénique cesse d'agir ou si son action s'épuise, au stade précédent succède un stade de réparation par ostéite condensante. L'apposition de couches osseuses nouvelles dans les canaux de Havers et les aréoles du tissu spongieux, vont ramener ces dernières à leurs dimensions normales et rendre à l'os sa densité primitive. Mais, l'ostéite condensante peut ne pas s'arrêter à cette simple restitution de l'os détruit par la raréfaction, et peut, en exagérant ses effets, oblitérer plus ou moins complètement les canaux de Havers par apposition prolongée de nouvelles couches osseuses (tissu éburné).

Les vaisseaux étant comprimés ou oblitérés par ce mécanisme, la circulation y est ralentie ou arrêtée, et le territoire osseux qu'ils devraient irriguer est exposé à la nécrose. Certains auteurs ont pensé que, sous l'influence d'une irritation faible l'ostéite pouvait être condensante d'emblée, sans avoir été précédée de la forme raréfiante. Cette sorte de nécrose par ostéite condensante a été bien étudiée par Gosselin, Lannelongue, Cornil et Ranvier.

D'autre part, le périoste joue un grand rôle dans la nutrition de l'os ; il envoie, dans l'épaisseur de ce dernier, un riche réseau vasculaire s'anastomosant à pleins canaux, dans les systèmes de Havers, avec les vaisseaux issus de la moelle ou des territoires voisins. Quand, par un processus inflammatoire, les adhérences du périoste sont rompues en même temps que la circulation centrale ou médullaire est entravée, le territoire osseux ainsi isolé est exposé à la nécrose.

Ce décollement du périoste est une complication fréquente des ostéites suppurées. Le pus arrivant sous le périoste tend, par sa pression croissante, si une issue ne lui permet de se faire jour au dehors, à décoller progressivement cette membrane, dont l'adhérence à l'os est diminuée par l'inflammation. Le pus fusant ainsi, peut aller propager l'inflammation à des territoires éloignés du point malade, et jusque-là restés sains ; ces cas sont fréquents dans les nécroses limitées de la branche montante du maxillaire inférieur.

Les considérations qui précèdent nous montrent que, par plusieurs mécanismes accompagnant ou compliquant l'inflammation, un territoire osseux peut avoir ses moyens d'irrigation supprimés et être exposé à la nécrose. Mais, cette ischémie mécanique est-elle suffisante pour amener la mort de l'os à bref délai ? Cette ischémie, comme l'a établi M. le professeur Ollier, doit être liée à l'inflammation : « Nous avons, dit le maître, détruit les vaisseaux nourriciers, et la vitalité de l'os n'a pas été compromise ; nous avons enlevé isolément et simultanément le périoste et la moelle, et l'os a encore continué de vivre. La circulation se rétablit facilement quand l'os ne s'enflamme pas, quand les vaisseaux capillaires ne s'oblitèrent pas consécutivement. L'inflammation est la véritable cause de la nécrose » (Ollier, *Traité de la régénér. des os*, t. I, p. 189).

Mais nombreux sont les cas de dénudations étendues consécutives à des ostéomyélites et où la nécrose ne se produit pas; nous avons retrouvé de nombreuses observations signalant ce fait dans les dénudations inflammatoires du maxillaire inférieur. Ces faits prouvent, comme l'ont établi M. le professeur Poncet et M. Dor, que la dénudation et l'arrêt de l'afflux sanguin ne suffisent pas pour nécroser un os à bref délai. Ces phénomènes se présentant dans la majorité des cas ne sont qu'une cause favorisante, préparant le terrain à la nécrose, dont la véritable cause serait une intoxication des éléments vivants. En général, il faut l'association de ces deux facteurs pour produire la gangrène. L'intoxication est produite par les sécrétions solubles et toxiques, non entraînées par la circulation, des cellules vivantes elles-mêmes et des microbes. M. Dor a pu isoler des cultures d'un staphylocoque à virulence très atténuée une substance chimique nécrogène.

Les microbes produiraient donc la nécrose, plus par l'action toxique de leurs produits solubles que par les conséquences mécaniques de leur présence. Ce rôle des microbes dans la nécrose est nettement formulé dans les propositions suivantes, conclusions des travaux de MM. Poncet et Dor :

« 1° Il existe des microbes pathogènes dont les produits de sécrétion, très toxiques, peuvent à eux seuls engendrer la nécrose sans suppuration (ostéomyélite nécrosante).

2° En général, la nécrose est produite par deux facteurs, dont chacun, pris en particulier, ne pourrait déterminer la mort des tissus ; mais chacun de ces facteurs produit une intoxication légère, dont la somme est suffisante pour aboutir à la mortification (auto-intoxication des tissus produite par des troubles de l'innervation et de la circulation), premier facteur auquel s'ajoute une intoxication par des produits solubles de microbes habituellement non pathogènes » (Poncet : article NÉCROSE, *Traité de chirurgie*, Duplay et Reclus).

II. Pathogénie
des nécroses du maxillaire inférieur.

Les ostéites du maxillaire, préparées ou favorisées par des causes diverses, locales ou générales, sont dues, dans la majorité des cas, aux microbes, peu virulents en général, qui habitent la cavité buccale et qui pénètrent dans nos tissus dès qu'une porte leur est ouverte par lésions dentaires ou gingivales.

Ces inflammations du maxillaire sont loin de s'accompagner toujours de nécrose. L'étendue et la rapidité de formation de celle-ci n'est pas toujours en rapport avec l'étendue de la lésion inflammatoire, mais plutôt avec l'état général du sujet, avec l'état de receptivité du maxillaire. Nombreux sont les cas où une ostéopériostite très étendue, avec suppuration abondante décollant le périoste de toute une moitié de l'os, n'est pas suivie de nécrose ; un large drainage du foyer suffit souvent à amener une guérison rapide dans ces cas.

Dans d'autres cas, le processus inflammatoire est souvent insidieux, l'ostéite est très limitée avec peu de suppuration, et cependant la nécrose s'établit rapidement, malgré toute intervention hâtive, qui souvent vous met en présence d'un séquestre déjà formé. Ces formes sont celles qui occupent le bord alvéolaire avec une fraction plus ou moins grande du corps de l'os chez les convalescents de fièvres graves, les diathésiques, les débilités.

Dans d'autres cas enfin, la nécrose s'étend rapidement à toute une moitié ou à l'os tout entier, suivant pas à pas l'inflammation, qui, partie du bord alvéolaire, envahit bientôt tout le maxillaire. Ces nécroses sont celles qui se rencontrent chez des sujets préalablement intoxiqués par l'arsenic, le phosphore, le mercure.

Ces différences d'évolution et de gravité de l'inflammation du maxillaire doivent être attribuées à l'état préalable du sujet ou de sa mâchoire inférieure.

Chez les sujets débilités par une cause quelconque, le maxillaire comme les autres organes de l'individu a sa nutrition ralentie, sa vitalité affaiblie, et n'opposera qu'une faible résistance à l'envahissemnnt microbien et à l'action des toxines.

Lorsque l'état des gencives ou des dents permettra aux germes sceptiques d'atteindre le bord alvéolaire, et de l'enflammer, la partie intéressée ne tardera pas à succomber. Les gencives et le périoste, se détachant alors du séquestre, permettront au pus formé de s'évacuer bientôt, et à l'inflammation de rester limitée à un petit territoire.

Dans d'autres cas, la vitalité du squelette entier ou du maxillaire seul (théories diverses) est fortement compromise par une intoxication générale ou locale. La dégénérescence des éléments vivants de l'os par l'action plus ou moins prolongée du corps toxique, mercure ou phosphore, rend l'os incapable de la moindre réaction vitale ; l'inflammation qui débute par le bord alvéolaire et envahit bientôt tout le maxillaire, joignant ses effets toxiques et mécaniques à l'intoxication préexistante, a pour résultat d'amener à bref délai la mort de tout le territoire envahi.

Chez les sujets robustes, où la vitalité du maxillaire n'a été affaiblie pas aucune cause locale ou générale, dyscrasique ou toxique, la résistance à l'envahissement microbien et à l'intoxication est plus grande de la part des éléments vivants de cet os. De là, la moins grande fréquence et l'établissement lent des nécroses dans ces cas, à la suite d'inflammations banales du maxillaire.

Ces nécroses existent cependant et offrent des caractères tout particuliers. Tandis que les premières occupent le bord alvéolaire et un territoire voisin plus ou moins vaste, celles-ci, au contraire, débutent le plus souvent loin de lui, au niveau de l'angle du maxillaire ou de la branche montante, pouvant de là s'étendre plus ou moins aux parties voisines.

La nécrose isolée du bord alvéolaire est rare dans ces cas, car, lorsque l'inflammation y reste limitée, le tissu osseux résiste assez longtemps pour permettre au pus de décoller le périoste et la gencive, et de se faire jour au dehors, provoquant ainsi la guérison par ce drainage spontané.

Par quel processus l'inflammation partie du bord alvéolaire gagne-t-elle la branche montante et l'angle, épargnant, en général, le tissu osseux intermédiaire, c'est-à-dire la branche horizontale ? La propogation peut se faire par deux voies différentes suivies isolément ou simultanément. La première de ces voies est le canal dentaire. Nous avons montré, en décrivant l'anatomie du maxillaire inférieur, les rapports de ce canal avec les extrémités radiculaires des dents ; il communique avec les alvéoles par de petits canaux contenant les vaisseaux et nerfs de chaque dent. Ces canaux radiculaires diminuent de longueur des dents antérieures aux postérieures, et deviennent nuls au niveau de la dent de sagesse dont les racines effleurent le canal.

Dans la carie dentaire, porte d'entrée ouverte aux germes septiques habitant la bouche, l'inflammation de la pulpe peut gagner l'extrémité radiculaire, et au lieu de s'arréter à la production d'une simple ostéopériostite alvéolo-dentaire, cas heureusement le plus fréquent, peut corroder les parois de l'alvéole, créant une cavité où se collecte le pus. Le canal dentaire étant très proche au niveau des dents les plus postérieures, et surtout de la dent de sagesse, il sera bientôt ouvert et le pus y fusera, déterminant une ostéite de ses parois. De là, gagnant de proche en proche l'extrémité postérieure de ce canal et la face interne de la branche montante, il y déterminera de l'ostéopériostite. Le périoste enflammé et épaissi se laissant beaucoup plus facilement décoller qu'à l'état sain (Ollier), le pus le soulèvera pour aller se collecter à la partie déclive, c'est-à-dire au niveau de l'angle. Il pourra, si sa pression augmente toujours, dénuder également les bords inférieur et postérieur et la face externe de la portion écailleuse du maxillaire, déterminant sur toute la surface dénudée de celle-ci une ostéite superficielle, et l'exposant ainsi à la nécrose, tandis que le corps de l'os est resté indemne.

Cette propagation centrale de l'inflammation est démontrée par le cas de Motty (obs. IV) qui a noté l'ostéite pariétale du canal dentaire dans une nécrose de la branche montante consécutive à une carie de la première grosse molaire droite.

La seconde voie suivie est toute différente de la première ; elle est superficielle, sous-périostée, et, comme celle-ci, elle part des extrémités radiculaires pour aboutir à la branche montante et surtout à l'angle du maxillaire. Elle est surtout suivie dans la carie des dents antérieures, dont les rapports avec le canal dentaire sont plus éloignés que pour les dents postérieures. L'ostéite du sommet radiculaire creuse, comme nous l'avons vu précédemment, par corrosion le fond de l'alvéole, et au lieu de gagner le canal dentaire, atteint l'une ou l'autre face du corps de l'os, le plus souvent la face externe, faisant ainsi une trépanation spontanée par laquelle le pus arrive sous le périoste : l'abcès dentaire est formé. Que va-t-il devenir ? La pus, en augmentant de pression, peut décoller le périoste jusqu'au bord gingival et sourdre entre la gencive et la dent. Dans d'autres cas, très fréquents, le pus qui se forme très lentement peut perforer le périoste, puis les parties molles voisines, et venir sourdre par une fistule, qui sera gingivale, si la racine malade est courte et son extrémité située au-dessus du niveau de la gouttière jugale, ou cutanée, si l'extrémité radiculaire est au-dessous de cette gouttière. Dans le cas où l'inflammation est plus active et la formation du pus plus rapide, le périoste s'enflammera, s'épaissira et se laissera plus facilement décoller, de proche en proche, par le pus qui, suivant l'une des faces du corps de l'os, le plus souvent la face externe, atteindra l'angle de la mâchoire, où il se collecte, pour gagner de là la branche montante sur une plus ou moins grande étendue. La surface osseuse, exposée au contact du pus, est frappée d'ostéite.

Le décollement du périoste supprime au territoire lésé une partie de ses moyens de nutrition; d'autre part, l'anatomie nous montrant que la portion écailleuse du maxillaire est formée de deux lames de tissus compact séparées par une mince couche de tissu spongieux, couche presque nulle au voisinage de l'angle, nous pouvons en conclure que la nutrition de cette région de l'os par les artères nourricières, branches de la dentaire inférieure, doit être très faible, et qu'elle est assurée surtout par le périoste. Si donc, les lésions précédemment décrites persistent, si l'évacuation du pus ne vient permettre au périoste de s'appliquer à nouveau sur l'os et de rétablir ses adhérences et la circulation dans le territoire osseux, celui-ci succombera fatalement par insuffisance de nutrition et intoxication de ses éléments vivants par les produits cellulaires non éliminés et les toxines microbiennes de l'ostéite.

La région de l'angle étant par sa situation topogra-
phique, plus que le reste de la branche montante éloignée et isolée de la circulation centrale, et, d'autre part,
se trouvant la première privée de son périoste, par
la tendance qu'a le pus à s'y porter d'abord, sera la
première atteinte par la nécrose. Cette dernière y
restera limitée (obs. I et II), si une intervention hâtive
vient arrêter les progrès et les effets du décollement
périostique, ou gagnera de plus en plus la branche
montante ou le corps de l'os, si la lésion est livrée à
elle-même.

En résumé, les nécroses du maxillaire par les inflammations banales dues aux microbes habitant ordinaire-
ment la cavité buccale et dont la pénétration dans nos
tissus est favorisée ou provoquée par diverses causes
générales ou locales, peuvent se ramener à trois
groupes étiologiques auxquels correspondent trois
types principaux, entre lesquels, il est vrai, existent
des formes multiples de transition.

Dans le premier groupe, nous plaçons les nécroses
limitées au bord alvéolaire ou à une portion plus ou
moins étendue du corps de l'os, et qui se rencontrent
chez les sujets débilités, diathésiques, ou convalescents
de fièvres infectieuses. Le type de ces nécroses est
celle du bord alvéolaire dans la convalescence des
fièvres éruptives, scarlatine et rougeole surtout, et que
Salter appelle « nécrose exanthématique ».

Dans le second groupe, se rangent les nécroses par
inflammation du maxillaire déjà intoxiqué par des
substances telles que le phosphore, l'arsenic, le mercure,
et envahissant un vaste territoire ou la totalité de l'os.

Leur type est la nécrose phosphorée des allumettiers.
Dans ces deux premiers groupes, l'intoxication semble
tenir la plus grande place dans la production de la
nécrose.

Dans le troisième groupe, enfin, entrent les nécroses
produites, en général chez des sujets sains, surtout par
les effets mécaniques prolongés de l'inflammation, iso-
lant un territoire plus ou moins étendu de la branche
montante et de l'angle. Leur type est la nécrose de
l'angle, partielle ou totale, isolée ou accompagnée de
celle d'une portion de la branche montante ou du corps
du maxillaire. Ces nécroses sont en général tardives et
lentes.

Nous ne dirons rien des nécroses consécutives aux
lésions ostéomyéliques secondaires ou syphilitiques,
qui entrent dans la description générale des affections
des os et n'offrent rien de particulier pour le maxillaire inférieur.

ANATOMIE PATHOLOGIQUE.
COMPLICATIONS

Le bord alvéolaire étant le point de départ de presque tous les processus inflammatoires nécrosants du maxillaire, on conçoit qu'il soit le siège le plus fréquent des nécroses de cet os. La nécrose peut y être très restreinte et n'occuper qu'une portion d'alvéole; la dent contiguë peut, dans ce cas, rester fixée à la partie encore saine et être conservée. Le séquestre peut être formé de la paroi latérale interne ou externe de plusieurs alvéoles adjacents. Dans ce cas encore, les dents peuvent être conservées après la chute du séquestre. Le plus souvent, un ou plusieurs alvéoles sont nécrosés en entier. Là chute des dents accompagne ou précède la chute du séquestre.

Une portion plus ou moins profonde du corps du maxillaire peut être nécrosée ; quand le bord inférieur est intéressé et un segment du corps de l'os éliminé, la forme normale du maxillaire est compromise par rapprochement des parois de l'excavation ainsi créée, si le périoste n'a eu le temps de produire du tissu osseux nouveau s'opposant à la déformation.

Quelquefois, la table externe seule est intéressée sur une assez grande étendue (obs. III) ; la table interne, qui demeure intacte, servira de guide à la régénération osseuse, permettant ainsi à l'os périostique de prendre la forme de l'os primitif.

A des degrés plus avancés, la nécrose peut entreprendre tout le corps de l'os, une moitié de l'os ou l'os entier ; ces formes sont plus rares que les premières. Toutes ces nécroses ont débuté par le bord alvéolaire qui reste compris dans le séquestre définitif.

D'autres formes débutent par un point éloigné du bord alvéolaire, angle ou branche montante ; elles peuvent rester limitées à un petit territoire, ou être plus ou moins étendues.

Nous avons rapporté (obs. I et II) deux cas particuliers de nécrose de l'angle du maxillaire, que nous avons observés presque simultanément dans le service de M. le professeur Curtillet, ce qui nous a engagé à attirer l'attention des chirurgiens de ce côté. Les deux séquestres retirés, dont nous n'avons pas retrouvé de description dans les auteurs, sont tous deux limités à la table interne de l'angle accompagnée des bords postérieur et inférieur de la région. Ils sont triangulaires, homologues, égaux, c'est-à-dire absolument superposables. Cette sorte de systématisation semble devoir élever au rang de type spécial et défini cette forme de nécrose, dont nous avons cru devoir trouver les causes étiologiques et pathogéniques dans la situation anatomique de cette région et dans les processus qui, du bord alvéolaire enflammé, portent le pus au niveau de l'angle, où il se collecte en décollant le périoste.

De l'angle, où elle semble débuter le plus généralement, dans ces cas la nécrose peut gagner les régions voisines : branche montante, corps de l'os, bord alvéolaire, condyle, produisant des séquestres de forme et d'étendue variables. La branche montante peut n'être nécrosée que dans sa partie inférieure. D'autres fois, condyle et apophyse coronoïde sont atteints. Dans la propagation de la nécrose vers le corps, c'est le bord inférieur de celui-ci qui semble le plus fréquemment lésé.

Quand le processus inflammatoire gagne la branche montante par la voie du canal dentaire, sa partie moyenne peut être seule nécrosée (obs. IV) et l'angle être respecté. Cette forme se rencontrerait surtout dans les cas de caries de la dent de sagesse, ou d'ostéopériostite alvéolo-dentaire par évolution vicieuse de cette dent.

A côté de ces formes, les plus fréquentes, nous citerons les nécroses limitées au bord inférieur du corps de l'os, au bord antérieur de la branche montante, à l'apophyse coronoïde, formes plus rares.

La séparation de la partie nécrosée se fait par un travail de médullisation de l'os sain au niveau de ses points de contact avec la nécrose ; le tissu osseux est résorbé, et un espace, plus ou moins large, isole le séquestre. Ce travail est plus ou moins rapide, suivant la richesse vasculaire de la région et la rapidité de la médullisation.

L'aspect que présentent les séquestres est variable

avec leur siège et la rapidité de formation de la nécrose.

Les séquestres du bord alvéolaire et du corps de l'os, retenus dans un foyer qui s'ouvre largement dans la bouche et se trouve ainsi aéré, sont noirs; ceux qui sont enfouis sous les parties molles, sans communication avec la cavité buccale, restent blancs ou deviennent grisâtres.

Dans les nécroses rapides, le séquestre peut ressembler à du tissu sain, sans raréfaction ni éburnation; ses faces restent lisses. Dans les nécroses lentes, le séquestre porte les traces d'un travail avancé de raréfaction, de destruction; sa surface est érodée, minée, portant, çà et là des vestiges d'ostéophytes, témoins d'un travail périostique réparateur.

Le travail d'élimination du séquestre varie avec le siège de celui-ci. Le périoste est toujours à peu près complètement décollé au niveau de la portion nécrosée et fortement adhérent aux parties molles, n'offrant ainsi aucun obstacle à l'énucléation ou à la résection sous-périostée.

Lorsque le séquestre est limité au bord alvéolaire, son élimination est très simple quand elle n'est pas spontanée, car il fait souvent saillie sur ce bord. Quand il occupe une portion plus ou moins étendue du maxillaire, y compris le bord alvéolaire, il peut encore être extrait par la bouche après débridement gingival; mais son élimination spontanée est difficile et rare. Quand il est profondément situé, sans connexions buccales, sont énucléation nécessite toujours une intervention chirurgicale. S'il est laissé en place, le travail

d'élimination se manifeste par la multiplication des
fistules buccales et surtout cutanées, qui siègent le
plus souvent dans le voisinage de l'angle ou du bord
inférieur. Quant le séquestre est petit ou effrité, on
peut, dans le pus des fistules, retrouver de petits fragments osseux. Mais, en général, le séquestre étant assez
volumineux, il ne pourra être énucléé spontanément et
maintiendra indéfiniment la suppuration, exposant le
malade aux dangers de la septicémie, de la pyohémie
ou autres complications des plaies et foyers de suppuration.

Réparation — Après la chute ou l'enlèvement du
séquestre, la guérison fait en général de rapides progrès,
et le périoste, quand sa couche ostéogène n'a pas été
détruite par l'inflammation, tend à réparer plus ou
moins complètement, plus ou moins parfaitement la
perte de substance, par formation de tissu osseux nouveau. La moelle osseuse contribue dans une petite mesure
à cette réparation.

Dans les cas de séquestre alvéolaire, la guérison est
rapide ; le périoste et les gencives décollées, après
chute du séquestre, s'appliquent sur la surface dénudée
de l'os resté sain. Cette surface est polie, régula-
risée, mais il persiste toujours une encoche à ce niveau
dans le bord alvéolaire.

Quand un segment ou une moitié du corps de l'os a
été nécrosé, les résultats de la réparation sont différents
suivant que le séquestre, avant son énucléation, a ou
n'a pas permis au périoste de produire du tissu osseux
nouveau. Le périoste détaché de la surface du séquestre

forme une gouttière profonde ouverte en haut. Sa couche ostéogène va produire de l'os en lamelles successives. Si le séquestre reste en place, il servira de conducteur à la direction de cet os nouveau qui, comme le périoste, forme une gouttière autour de lui. Quand la partie nécrosée s'élimine, la gouttière osseuse se comble et conserve la forme générale du maxillaire primitif.

Si le séquestre est enlevé avant que l'os périostique soit formé, le périoste non rigide se déformera et n'opposera pas de résistance solide à l'adduction de la moitié opposée de l'os par la traction des muscles des apophyses géni et sus hyoïdiens qui portent le menton du côté malade en bas et en arrière. Après consolidation le menton sera dévié ; le corps de l'os, du côté affecté, présentera deux angles : l'un, angle normal du maxillaire très obtus, l'autre, point de jonction de l'os ancien et de l'os nouveau. C'est pour éviter cette déformation que quelques auteurs préconisent, malgré les dangers courus, le maintien en place du séquestre, pour permettre au périoste de former une gouttière rigide.

Dans les cas de nécrose totale, le périoste peut rester en place et former une gangue osseuse autour de l'os ancien, l'invaginant plus ou moins totalement ; le maxillaire est alors considérablement épaissi. D'autre fois, par les tractions qu'exercent sur lui les muscles sushyoïdiens, le périoste quitte l'os, et, en se rétractant en arrière et en bas de celui-ci, il va engendrer un arc osseux plus petit et plus grêle, dans la concavité du maxillaire normal.

Dans les nécroses de la branche montante ou de

l'angle, les déformations sont le plus souvent nulles ou peu accusées, car la lenteur de leur formation et le diagnostic souvent tardif qui en est fait, permettent en général au périoste de créer une coque solide autour du séquestre, rendant l'extraction de celui-ci souvent très difficile (obs. X). Quand le condyle est intéressé, on peut craindre l'ankylose temporo-maxillaire, qui ne se produit heureusement pas toujours. Une néo-articulation peut se former et conserver presque parfaits les mouvements de la mâchoire (obs. III et IX).

Complications. — La nécrose du maxillaire inférieur peut être cause de divers accidents, soit par lésions consécutives des organes voisins, soit par la persistance de la suppuration qu'elle entretient. Parmi ces complications, les unes sont générales, les autres locales.

Les complications générales sont : la cachexie due aux pertes que subit l'organisme par la suppuration prolongée ; l'intoxication produite par l'ingestion du pus avec les aliments ou pendant le sommeil, et pouvant s'accompagner des symptômes de la septicémie, frissons, diarrhée, vomissements, aspect typhoïde ; la septicémie, qui peut compliquer toutes les plaies infectées; enfin la pyohémie, avec ses abcès métastatiques dans différents organes, foie, reins, rate, poumons (Obs. XVII).

Parmi les complications locales, nous citerons d'abord la contracture temporaire des muscles masticateurs qui, apportant une grande gêne à l'alimentation, contribue à débiliter le sujet, qu'épuise déjà la suppuration. Cette contracture peut être réflexe ; elle peut être due à la myosite de ces muscles, consécutive à la lésion du maxillaire, ou provoquée par une arthrite temporo-maxillaire rendant douloureux tout mouvement de la mâchoire. Elle peut, quoique rarement, devenir permanente par myosite scléreuse.

Les fractures spontanées et luxations pathologiques peuvent résulter de la nécrose du corps, de la branche montante ou du condyle. L'arthrite ankylosante par altération des cartilages articulaires peut s'observer.

Le pus peut fuser dans les gaines aponévrotiques du cou et du médiastin, et déterminer ainsi des lésions graves compromettant la vie du sujet.

L'ulcération de vaisseaux importants, carotide (obs. XX), artère dentaire, peuvent, par les hémorragies qu'elles déterminent, assombrir le pronostic. Au nombre des complications, nous pouvons citer la destruction du nerf dentaire par nécrose intéressant le canal dentaire et produisant l'anesthésie du territoire innervé par le nerf mentonnier (obs. V, VI, XX).

La méningite a succédé, dans quelques cas rares, à une arthrite temporo-maxillaire consécutive à la nécrose de la branche montante et suivie d'otite suppurée.

On a signalé aussi divers troubles oculaires, blépharospasme, paralysie, amblyopie, cécité, consécutifs à des inflammations et nécrose du maxillaire inférieur.

Du côté de l'oreille, les complications se terminent quelquefois par la surdité.

L'érysipèle était une complication fréquente des affections inflammatoires de la bouche et de la face avant l'application de la méthode antiseptique. Nous avons retrouvé de nombreux cas, que nous n'avons pas rapportés, de mort par érysipèle compliquant la nécrose du maxillaire (obs. VI).

Enfin, les adéno-phlegmons sont une complication fréquente de toutes les lésions des gencives, des dents et du maxillaire.

SYMPTOMATOLOGIE

Les symptômes que l'on observe dans les cas de
nécrose du maxillaire sont à peu près les mêmes, surtout au début, que ceux de l'inflammation causale,
variables avec la cause, la marche et l'étendue des
lésions.

Dans les cas de nécrose limitée au bord alvéolaire,
tout se passe en général dans la bouche. La douleur qui
apparaît dès le début peut rester localisée en un point
ou s'étendre à toute la sphère du trijumeau. La gencive
est bientôt le siège d'une tuméfaction plus ou moins
étendue au voisinage de la lésion. Les dents sont sensibles et douloureuses ; elles semblent s'être allongées,
car elles sont soulevées par la tuméfaction du périoste
alvéolo-dentaire, et dépassent le niveau des dents voisines, buttant ainsi avant ces dernières contre l'arcade
dentaire supérieure dans la fermeture de la bouche.
Quand la tuméfaction s'étend à la branche montante,
l'ouverture de la bouche est très douloureuse, et la contracture des masticateurs la rend presque impossible.

A la période d'état, le pus se fraye un passage sous la
gencive et le périoste pour sourdre dans la bouche
donnant à l'haleine une horrible fétidité. Cette évacua-

tion du pus fait généralement tomber la douleur et diminuer la tuméfaction. Un stylet introduit par la fistule permet souvent de constater la présence d'un os dénudé rugueux et quelquefois d'un séquestre. Les dents s'ébranlent et peuvent tomber spontanément. Le séquestre, de plus en plus mobile, vient faire une saillie noirâtre émergeant de la gencive ouverte par le pus, et peut être facilement extrait avec les doigts ou un davier. Dès ce moment, la suppuration diminue, la cavité se comble, les gencives se cicatrisent.

Quand la nécrose occupe le bord inférieur l'angle ou la branche montante, les symptômes sont plus accusés, la douleur plus intense accrue par la pression au niveau du bord inférieur, salivation abondante, mastication et déglutition pénibles et douloureuses. La tuméfaction est plus étendue, occupant la joue, les régions massétérine et sous-maxillaire. La fluctuation au niveau de l'angle tarde souvent à être perçue ; il ne faut pas l'attendre pour opérer ; dans la suite, la peau rougit, s'amincit et s'ulcère pour laisser écouler un pus fétide. Des fistules gingivales peuvent déjà exister ou se former en même temps. Ces fistules persisteront jusqu'à l'élimination du séquestre ; d'autres peuvent se former ; à une période avancée, elles sont multiples sur le bord inférieur et surtout à l'angle, au centre de la tuméfaction et de l'induration.

A la palpation le bord inférieur du maxillaire paraît épaissi ; on peut quelquefois reconnaître la mobilité d'un séquestre.

L'examen de la bouche est toujours rendu difficile par la contracture des masticateurs. Il permet généralement de découvrir la lésion initiale, dent cariée, gingivite, ulcération ; on trouve l'orifice de fistules gingivales dont le pus est craché avec la salive. Le stylet pénétrant par les fistules buccales ou extérieures fait reconnaître l'étendue de la dénudation et quelquefois la présence d'un séquestre.

L'anesthésie du territoire innervé par le nerf mentonnier, c'est-à-dire les faces antérieure et postérieure de la lèvre inférieure entre la ligne médiane et la commissure du côté intéressé et de la surface gingivale correspondante, signe sur lequel a insisté M. Vincent (d'Alger), et que l'on retrouve dans les affections néoplasiques du maxillaire indique ici l'existence d'une nécrose du maxillaire inférieur, intéressant le canal dentaire avec destruction du nerf qu'il abrite.

Les symptômes généraux, fièvre, insommie, agitation, délire, convulsions chez les enfants, ne se rencontrent que rarement.

Tous ces symptômes sont très variables. La nécrose peut s'établir insidieusement, surtout lorsqu'elle est très limitée, et l'attention n'est attirée du côté de la bouche que par la fétidité de l'haleine, la présence du pus mêlé à la salive, ou l'ébranlement et la chute des dents, suivie de l'apparition sur le bord gingival d'un corps noir et dur qui n'est autre qu'un séquestre en voie d'élimination. Dans l'observation (III) que nous rapportons, une nécrose très étendue des branches horizontales et montantes n'a été précédée que d'une douleur de quelques jours au niveau d'une dent cariée. Cette douleur disparut et la nécrose évolua insidieusement ; elle n'attira l'attention

que par les signes objectifs : hypertrophie considérable du maxillaire inférieur, écoulement de pus par
la bouche et fétidité de l'haleine. L'enfant s'alimen-
tait très bien malgré un peu de gêne de la mastication.

La nécrose des fièvres éruptives prend quelquefois
un caractère de gravité, avec convulsions, aspect
typhoïde, mais elle reste en général bénigne et ces
symptômes inquiétants s'atténuent bientôt.

Dans le noma, l'ulcération gangréneuse gris noirâtre, qui débute en général par la joue ou la gencive,
envahit progressivement tout un côté de la face. La
douleur est intense, la fièvre élevée ; les gencives tombent en putrilage, les dents déchaussées vacillent ; l'os
dénudé et nécrosé est noir et rugueux.

Dans la nécrose phosphorée, le début est accompagné
de douleurs très vives, avec tuméfaction considérable et
fièvre. Puis les abcès se forment et s'ouvrent dans la
bouche. Les symptômes s'amendent, les dents tombent,
les séquestres se mobilisent.

Dans la tuberculose, rien de spécial ; la marche est
plus lente ; la tuméfaction plus ou moins étendue, plus
ou moins douloureuse, indurée d'abord, puis se ra-
mollie. La peau rougit, s'amincit, s'ulcère, donnant un
pus mal lié contenant de petits fragments osseux.

Dans la syphilis, l'ostéite débute par des douleurs
avec exacerbations nocturnes et du gonflement de la
région ; puis fluctuation et fistulisation ; peu de pus
s'écoule.

PRONOSTIC

Le pronostic des nécroses du maxillaire est variable avec les causes étiologiques, la forme, l'étendue des nécroses, les moyens de guérison et de réparation.

Les nécroses limitées au bord alvéolaire sont bénignes en elles-mêmes, mais elles accompagnent souvent un mauvais état général.

Les nécroses étendues ont un pronostic plus sérieux. La rétention du pus, la persistance de la suppuration exposent les malades à des complications générales, telles que la scepticémie, la pyohémie, la cachexie, l'infection putride par ingestion prolongée du pus, surtout chez les enfants. Diverses lésions locales consécutives peuvent également mettre la vie du malade en danger, propagation de l'inflammation à l'oreille, aux méninges, ulcérations de troncs artériels importants, fusion du pus dans les gaines du cou et du médiastin, etc...

En elles-mêmes, les nécroses étendues sont toujours des affections graves. La guérison, souvent simple avec réparation parfaite, peut quelquefois ne se faire qu'avec des déformations, plus ou moins accentuées, apportant une gêne à la mastication et à l'alimentation.

Dans les nécroses totales, la réparation est souvent très défectueuse, quelquefois inutile, l'os néoformé ne pouvant remplir aucunement le rôle du maxillaire ; la face est déformée, le menton semble avoir été supprimé.

Le traitement modifie beaucoup le pronostic. L'antisepsie éloigne les chances d'infection générale ; l'intervention, faite en temps voulu, peut restreindre l'étendue de la nécrose et hâter la guérison ; les appareils de prothèse du Dr Martin peuvent parer aux déformations.

DIAGNOSTIC

I. **Diagnostic différentiel**. — Au début des accidents qui compliquent les diverses lésions dentaires ou gingivales, il n'est pas toujours facile d'indiquer la part qui revient aux parties molles et aux parties dures. Les phénomènes inflammatoires débutent presque toujours par œdème, tuméfaction, rougeur, plus ou moins étendus de la région malade. Cet ensemble de symptômes reste quelque temps obscur et ne permet pas d'affirmer si le maxillaire est ou n'est pas intéressé.

Quand la tuméfaction de la région est considérable, avec rougeur et chaleur, on peut, un instant, songer à un érysipèle ; mais un examen plus attentif, la localisation des symptômes douloureux, le caractère des téguments suffisent pour éliminer cette affection qui cependant peut quelquefois compliquer la lésion osseuse.

Les adénophlegmons des régions sous maxillaires et géniennes peuvent en imposer pour une suppuration du maxillaire, surtout lorsqu'ils sont consécutifs à une lésion dentaire ou gingivale.

Pour ceux de la region sous-maxillaire, le maximum de la douleur à la pression est au-dessous du bord inférieur, ainsi que la fluctuation quand elle existe. La tuméfaction laisse en général l'angle libre, et s'étend très peu sur la joue. La contracture et la suppuration buccale n'existent jamais.

La suppuration des ganglions géniens, que l'empâtement et l'induration périphériques peuvent rendre immobiles par rapport à la face externe du maxillaire inferieur, demande plus d'attention pour être différenciée d'une lésion de cet os. Au début la tumeur est mobile sur l'os ; la localisation de la douleur qui n'est pas augmentée par pression sur le bord inférieur ou le bord alvéolaire de l'os, l'absence de décollement gingival ou périostique et de suppuration buccale, peuvent mettre sur la voie du diagnostic.

Dans l'ostéosarcome du maxillaire, la marche de l'affection est beaucoup plus lente ; la suppuration et la fluctuation font défaut. La peau est distendue par une tumeur dure, s'ulcérant très tardivement. Il n'y a presque jamais de douleurs vives.

L'actinomycose a une marche chronique tenace. L'induration est étendue avec tuméfaction notable n'aboutissant pas à la suppuration phlegmoneuse, à moins de complications secondaires. La masse est indurée, boursoufflée d'élevures irrégulières, livides, de plus en plus ramollies, dont le contenu est enfin évacué au dehors par la formation de fistules, le plus souvent cutanées. Le liquide qui s'en écoule est séro-sanguinolent. La présence de grains jaunes dans ce liquide confirme le diagnostic d'actinomycose ; leur absence ne suffit pourtant pas à le faire écarter.

Les symptômes généraux de l'ostéomyélite du maxil-

laire inférieur sont rarement assez accusés pour en
imposer au début pour une fièvre typhoïde ou méningite. Dans ces cas, la localisation de la douleur et des
autres symptômes locaux ne tardent pas à lever les
doutes.

II. **Diagnostic de la cause.** — Quand des lésions
buccales ont précédé les signes d'inflammation du
maxillaire et que l'on consulte l'état général et les
antécédents du sujet, le diagnostic des causes étiologiques s'impose le plus souvent. La nature des germes
infectieux en cause est difficile à établir, même à
l'aide du microscope, vu la diversité et le nombre des
espèces microbiennes habitant la cavité buccale et
susceptibles de déterminer l'inflammation de nos tissus.
La porte d'entrée n'est pas toujours facile à trouver ;
on doit rechercher les traumatismes de la région et des
régions voisines, face, amygdales, pharynx, etc.

D'autres fois les microbes sont portés au niveau du
maxillaire par la circulation, qui les a puisés au niveau
d'un foyer préexistant ou d'une lésion des téguments
plus ou moins éloignée. Il en est ainsi dans les ostéomyélites multiples, la tuberculose, qui peuvent être
déjà localisées à d'autres os ou d'autres organes avant
d'attaquer le maxillaire.

Les nécroses, par la tuberculose et par la syphilis,
sont souvent difficiles à différencier l'une de l'autre,
surtout chez les héréditaires où ces deux diathèses se
manifestent souvent par des signes analogues, faisant
appeler scrofuleux le sujet porteur, qui quelquefois les
possède réunies.

Toutefois, dans la tuberculose, la lésion est assez restreinte, la suppuration plus abondante que dans la syphilis.

Dans celle-ci, on peut être mis sur la voie du diagnostic causal, par les signes d'Hutchinson, par différents stigmates de la syphilis, par les douleurs à exacerbations nocturnes ; ici les lésions sont en général plus étendues, pouvant envahir les deux côtés de la mâchoire. La symétrie des lésions serait pour Fournier un caractère de la syphilis héréditaire. Le traitement, les commémoratifs, aideront souvent au diagnostic.

III. **Diagnostic de la nécrose**. — Toutes les données qui précèdent nous permettent de faire le diagnostic d'ostéopériostite ou mieux de lésion inflammatoire du maxillaire. Comment reconnaître s'il y a nécrose ? Cette question n'est pas toujours facile à résoudre.

Quand la nécrose intéresse le bord alvéolaire, c'est-à-dire la partie la plus accessible de l'os, le diagnostic se fait en général facilement par la vue, le toucher, l'exploration sous-périostée et la mobilité du séquestre.

Mais il n'en est pas toujours ainsi, et le diagnostic reste indécis quand le séquestre est enfoui sous les parties molles de la région parotidienne tuméfiée et indurée. Plus tard, il sera simplifié ; la succession des poussées phlegmoneuses, la multiplication des fistules permettant au stylet d'arriver sur un os dénudé, la persistance de la suppuration alors que la dent, point de départ de l'affection, a été enlevée et le foyer puru-

lent drainé largement, permettront d'établir qu'il y a
ostéite avec nécrose consécutive probable. Mais souvent ces symptômes ne deviennent évidents que tardivement, alors que la nécrose a fait des progrès et qu'on
a laissé passer le moment favorable pour une intervention qui aurait pu la maintenir dans des limites res-
treintes. Ce n'est souvent que par des recherches bien
conduites que l'on découvre un séquestre à la présence
duquel il faut toujours songer.

Nous avons voulu insister particulièrement sur les
nécroses très limitées de la table interne de l'angle,
parce qu'elles peuvent pendant assez longtemps rester
ignorées. On a en présence des malades qui, comme
ceux que nous avons observés, ont très nettement un
décollement périostique de la face interne de leur
maxillaire, décollement par lequel se fait une suppuration continue et où le stylet est facilement introduit
par la fistule buccale. D'autre part, on note chez eux,
vers l'angle du maxillaire, une grosse tuméfaction, et
comme la partie nécrosée se trouve très loin du bord
alvéolaire, on ne se rend pas compte de la présence du
séquestre. Le stylet, dans nos deux cas, introduit sous
le périoste, n'avait pas permis de soupçonner une partie
osseuse mobile. Ce n'est qu'après l'incision faite au
centre de la tuméfaction, en arrière de l'angle de la
mâchoire, que le doigt introduit dans la cavité ainsi
ouverte a pu pénétrer jusqu'au contact de la face
interne et sentir une lamelle osseuse mobile.

Il faut donc savoir que, dans un cas de périostite du
maxillaire donnant lieu à un empâtement très marqué
de la région de l'angle, on peut trouver une nécrose

limitée de cet angle, et qu'on doit aller, lorsqu'on est amené à inciser le phlegmon péri-maxillaire, explorer l'angle de la mâchoire et, particulièrement, sa face interne où l'on trouvera parfois un séquestre.

Les nécroses étendues de la branche montante seront diagnostiquées par l'exploration sous-périostée au stylet, ou mieux par l'exploration digitale faite à travers une incision pratiquée au niveau de l'angle du maxillaire ou du bord postérieur de la branche montante.

L'anesthésie du territoire innervé par le nerf mentonnier indique une lésion de l'os intéressant le canal dentaire avec destruction du nerf qu'il abrite. Dans les lésions inflammatoires du maxillaire inférieur, où sa présence est reconnue, ce signe doit faire songer à une nécrose de la branche montante, et particulièrement de sa table interne ou du corps de l'os. C'est un signe facile à constater et qui doit toujours être recherché.

TRAITEMENT

Le traitement prophylactique des lésions inflammatoires du maxillaire inférieur consiste en soins de propreté de la bouche, auxquels on doit veiller surtout chez les enfants. On doit joindre l'antisepsie à la propreté dans le cas de lésions des dents ou de la muqueuse buccale. Les stomatites, ulcéreuses ou autres, seront traitées par des moyens spéciaux pour chacune.

Le traitement local est simple quand on n'a affaire qu'à un petit abcès banal de la gencive à marche très lente : on l'ouvre pour donner issue au pus. La dent cariée qui en est cause est enlevée, .et tout rentre dans l'ordre. Quand il y a séquestre du bord alvéolaire, on le retire dès qu'il est mobile. Si la cavité que crée son ablation est volumineuse on la tamponne après lavage antiseptique, avec de la gaze iodoformée ou salolée; pour un séquestre de petite dimension du bord alvéolaire, on peut se borner, après l'extraction, à des lavages antiseptiques fréquents de la cavité buccale.

Quand il existe une dénudation étendue du corps de l'os ou de la branche montante, il faut enlever la dent malade, point de départ de l'inflammation, et donner le plus tôt possible une large issue au pus. Quand l'intervention est précoce et qu'il n'existe pas encore de nécrose, alors même qu'il existe de la fluctuation au niveau de l'angle, l'ouverture buccale de la collection suffit généralement pour apaiser les symptômes, atténuer la suppuration, et provoquer le recollement du périoste.

Mais si, quelques jours après cette première intervention, l'empâtement périmaxillaire et particulièrement celui de la région de l'angle ne se modifie pas, si, surtout, on constate, du côté de la branche montante, la persistance d'un large décollement du périoste, il faut songer à la nécrose et ne plus temporiser. On incisera, en dehors, au centre de la tuméfaction, soit sur le bord inférieur, soit au niveau de l'angle, pour débrider la collection au point déclive et explorer le maxillaire. Si le malade est examiné au moment où existent déjà des fistules, une exploration sera faite par leur trajet, pour tâcher de reconnaître la dénudation du maxillaire et les fragments mobiles s'il en existe.

Le signe de M. Vincent, quand il sera constaté, indiquera la nécessité d'une intervention hâtive et dirigera l'attention surtout du côté de la face interne de la branche montante et du corps de l'os dans sa partie postérieure.

Quand la nécrose est reconnue et que le séquestre n'est pas encore mobile, la plupart des auteurs conseillent d'attendre cette mobilisation, une résection hâtive risquant d'être insuffisante ou trop large.

La mobilité du séquestre étant reconnue, son extraction s'impose et suffit le plus souvent à apaiser la suppuration et à amener la guérison. Lorsque le bord

alvéolaire est intéressé sur une assez grande étendue
par la nécrose, on devra préférer pour l'extraction du
séquestre la voie buccale, car la gencive et le périoste,
facilement décollables ou déjà décollés, rendent l'os facilement abordable de ce côté et permettent de respecter
les téguments externes. Quand le bord alvéolaire est
resté intact et que la nécrose est limitée à une partie
de la branche montante ou à l'angle, il faudra recourir
à la voie externe et aborder le séquestre par une
incision faite au niveau du bord inférieur ou de
l'angle.

Dans le cas où la suppression du séquestre permet
au périoste de s'affaisser et compromet la forme du
maxillaire, certains auteurs préconisent le maintien en
place de ce séquestre, pour laisser le périoste former
autour de lui une gaine osseuse rigide de néoformation
qui s'opposera, après ablation de la nécrose, à la
déformation. Cette conduite est dangereuse, car,
entretenant la suppuration et retardant la guérison,
elle expose le sujet à de graves complications, cachexie
scepticémie, pyohémie, où à d'autres lésions locales.

M. le Dr Martin, de Lyon, pour remédier aux dangers courus par le maintien du séquestre et parer en
même temps aux déformations du maxillaire, a employé
avec succès des appareils de prothèse immédiate, ne
retardant en rien la guérison. En maintenant par leur
rigidité les fragments sains de l'os dans leur position
respective, ils permettent ainsi au périoste de reconsti-
tuer le tissu osseux sans déformation.

La méthode antiseptique doit être appliquée avec
rigueur dans toutes les interventions précédemment

citées. Les plaies seront bourrées à la gaze antiseptique et largement drainées.

On soutiendra l'état général par les toniques et les fortifiants. L'alimentation sera le plus possible composée de liquides.

OBSERVATIONS

OBSERVATION I (personnelle).

Service de M. le professeur Curtillet, *Mustapha*.

Nécrose limitée à l'angle du maxillaire inférieur.

Z... David, douze ans et demi, entre le 16 décembre 1898, dans la salle Guersart, où il occupe le lit n° 39.

La deuxième grosse molaire droite et inférieure faisait, depuis une vingtaine de jours, souffrir l'enfant. Un abcès se forma dès les premiers jours sur la face externe du maxillaire au niveau de la dent malade. Cette dernière fut extirpée et un flot de pus sortit par son alvéole. Le soulagement obtenu par cette intervention fut de courte durée ; la collection ne tardait pas à se reformer avec tuméfaction, fluctuation et douleur à la pression sur la face externe et le bord inférieur du maxillaire. Une ponction faite au bistouri à travers la gencive permet d'évacuer de nouveau la poche, mais apporte peu de soulagement au malade. La tuméfaction progresse et gagne toute la joue ; l'enfant, dont l'haleine est fétide, crache le pus s'écoulant par les fistules gengivale et alvéolaire, qui n'ont aucune tendance à l'oblitération. La douleur très intense ne permet aucun repos au patient.

16 décembre 1898. — Le malade se présente à la clinique. Une énorme tuméfaction occupe les régions sous-maxillaire et parotidienne droites ; la fluctuation est nettement perçue au niveau de l'angle, où la peau est rouge, chaude et tendue ; le

bord inférieur du maxillaire paraît très épaissi. La pression, très douloureuse sur celui-ci, fait écouler une abondante quantité de pus par les fistules intra-buccales.

Opération. — Anesthésie au chloroforme. Une incision est faite par M. le professeur Curtillet au niveau du bord inférieur de l'angle ; du pus jaune verdâtre bien lié s'en écoule en abondance. Le doigt, introduit par l'ouverture, explore la branche montante du maxillaire, dont les deux faces sont dénudées ; les bords inférieur et postérieur, au niveau de l'angle, sont anfractueux et peu épais ; sur la face interne un séquestre est mobile quoique retenu à l'os par quelques brides : saisi avec une pince de Péan il est facilement extirpé. La cavité est légèrement curetée puis lavée et drainée ; pansement aseptique refait tous les deux jours.

20 décembre. — L'empâtement a diminué, la douleur a disparu, la plaie opératoire se comble, laissant encore s'écouler une certaine quantité de pus. Sur la demande des parents, l'enfant sort du service.

11 janvier 1899. — L'enfant se présente de nouveau à la clinique. Il est porteur, du côté droit de la face et du cou (côté opéré), d'une grosse tuméfaction s'étendant de la région parotidienne au sterno-mastoïdien. Au centre de cette tuméfaction est l'orifice d'une petite fistule, reliquat de l'intervention précédente, et qui donne quelques gouttes de pus par la pression périphérique.

En arrière, au-dessous de l'oreille, la fluctuation démontre en ce point l'existence d'une collection liquide, attribuée à une adénite suppurée consécutive à la lésion maxillaire. Aucune communication ne semble exister entre cette poche et la fistule.

Les fistules buccales sont fermées et l'haleine n'est plus fétide. L'état général est meilleur.

Anesthésie au chloroforme.

M. Curtillet débride largement la fistule et reconnaît que le maxillaire qui n'est plus dénudé est en voie de réparation. La collection cervicale est ouverte et vidée de son pus. Les deux plaies sont largement drainées. Pansement tous les trois jours.

29 janvier. — Les drains sont retirés ; les cavités sont presque
entièrement comblées ; on les panse à plat.

15 février. — Guérison complète. L'enfant quitte le service.

20 novembre. — Le petit malade que nous avons revu n'a
plus souffert depuis sa sortie du service. Il porte près de l'angle
droit du maxillaire inférieur deux petites cicatrices très souples
non adhérentes. A la palpation, on sent une masse osseuse de
néoformation très épaisse et mamelonnée, faisant saillie sur la
face interne de l'angle, le débordant très peu en arrière et en
bas.

Le séquestre est blanc jaunâtre, triangulaire, formé par la
face interne et les bords de l'angle du maxillaire. La face interne
lisse n'est autre que la face interne de l'os. La face externe, très
rugueuse, porte l'empreinte des aréoles du diploé. Les bords
postérieur et inférieur sont épais, lisses, arrondis, formés par les
bords mêmes du maxillaire. Le bord antéro-supérieur mesure
3 centimètres ; il est très mince et découpé.

OBSERVATION II (personnelle).

Clinique de M. le professeur Curtillet, *Mustapha*.

Nécrose limitée à l'angle du maxillaire inférieur.

E... Louise, vingt-cinq ans, sans profession ; bon état général
rien de particulier dans ses antécédents. Les quatre dents de
sagesse ont évolué insidieusement. La première grosse molaire
droite inférieure est cariée depuis plusieurs mois. Depuis six à
sept semaines, cette dent est le siège de fréquentes douleurs.
Aux premières crises douloureuses la joue s'est tuméfiée, et cette
tuméfaction augmente à chaque poussée nouvelle, envahissant
progressivement les régions parotidienne et sous-maxillaire. Les
symptômes diminuent sans disparaître, à la suite d'évacuation
périodique de pus se faisant dans la bouche par une fistule gingivale s'ouvrant en dehors de la dent cariée. Après chaque éva-

cuation la malade est soulagée pour deux ou trois jours ; la collection purulente se reformant, la tuméfaction augmente, les douleurs reparaissent de plus en plus vives jusqu'au moment d'une évacuation nouvelle, où elles s'apaisent de nouveau. La malade comprend très bien l'effet favorable de cette évacuation, aussi sa seule occupation est-elle de presser sur la face externe et le bord inférieur de son maxillaire pour « vider son sac ». Elle crache à tout instant le pus qui arrive dans sa bouche ; son haleine est fétide.

Il y a contracture des muscles masticateurs et la malade ne peut s'alimenter que de liquides, l'écartement des mâchoires étant très douloureux et presque impossible. La déglutition est de plus très douloureuse par tuméfaction des amygdales. Un médecin consulté crut à un abcès banal et limité que l'on trouve souvent près d'une dent cariée, et dont de simples gargarismes antiseptiques devaient avoir raison ; ce traitement reste sans effet. Cependant les symptômes augmentent d'intensité, la douleur s'accompagne de céphalalgie, d'insomnie, d'agitation allant presque au délire, la patiente voyage nuit et jour dans son appartement cherchant en vain une position pouvant lui procurer un moment de soulagement et de repos.

22 décembre 1898. — M. le Dr Léon Cochez, consulté en second lieu, constate une tuméfaction très étendue, avec fluctuation au niveau de l'angle du maxillaire, où la peau est rouge et chaude, et pose le diagnostic d'ostéite étendue du maxillaire inférieur.

La sensibilité persiste dans la zone innervée par le mentonnier, ce qui fait penser à l'intégrité de ce nerf dans le canal dentaire et éliminer une nécrose intéressant ce canal (signes de Vincent). Le chirurgien juge une intervention urgente, la dent malade est enlevée et par son alvéole s'échappe une abondante quantité de pus. Un stylet introduit à son niveau entre la face externe de l'os et son périoste décollé découvre une dénudation de cette face s'étendant jusqu'à l'angle, où une incision des téguments permet l'évacuation et le drainage de la collection. Pansement fait tous les jours.

Le pus est abondant à chaque pansement ; pas de tendance à la guérison. La douleur est peu vive.

3o décembre. — L'écoulement de pus par la bouche a diminué, mais persiste par la plaie externe. La région est encore indurée et tuméliée. Un stylet conduit jnsqu'à l'os le trouve eucore dénudé.

Opération. — Anesthésie au chloroforme. M. le professeur Curtillet fait une incision de 3 centimètres contournant exactement l'angle du maxillaire. Le doigt, introduit dans la plaie, arrive sur la face interne de l'os, où il reconnaît la présence d'un séquestre mobile qu'une pince extrait facilement. Le doigt explorant de nouveau l'os, le trouve dénudé sur ses deux faces ; les bords et la face interne de l'angle, aux dépens desquels s'est formé le séquestre, sont irréguliers et accidentés, la dénudation s'étend sur une large surface, en dedans et en dehors du corps et de la branche montante. La curette promenée sur la face interne ramène de petits débris osseux très raréfiés. On draine largement et on renouvelle le pansement tous les jours. Quinze jours après, la plaie est comblée et cicatrisée. L'induration disparaît peu à peu et la face reprend son aspect normal. Un hon état général s'est conservé.

18 novembre 1899. — La guérison s'est maintenue. Une cicatrice de 2 cm 1/2 adhère à l'os au niveau de l'angle, et tire légèrement de ce côté les traits de la face quand la malade souffle ou ouvre la bouche. La palpation au niveau de l'angle montre l'os très épais en ce point, faisant sur sa face interne une saillie irrégulière, le bord inférieur du maxillaire semble légèrement épaissi.

Le séquestre enlevé est grisâtre, il est constitué par la table interne et les bords de l'angle du maxillaire dont il reproduit très exactement la forme. Sa face interne est lisse, saface externe rugueuse, couverte des travées osseuses du diploé. Le bord antéro-supérieur est très mince et découpé ; il mesure 3 centimètres.

OBSERVATION III (personnelle).

Clinique de M. le professeur Curtillet, *Mustapha*.

Nécrose étendue du maxillaire inférieur d'origine dentaire.

L... Libéra, fillette de dix ans, se présente à la Clinique le
20 juin 1899. Nous ne relevons rien dans ses antécédents héréditaires. La fillette n'a jamais été malade et a toujours joui d'un
bon état général ; elle n'a jamais pris de mercure et n'a jamais
fréquenté de fabrique d'allumettes.

La première molaire inférieure gauche est cariée depuis près
d'un an. Il y a quatre mois environ, cette dent fut le siège de
violentes douleurs qui durèrent plusieurs jours puis se calmè-
rent. A ce moment, la face externe du maxillaire fut le siège
d'une tuméfaction qui s'étendit progressivement à la branche
montante et à la région sous-maxillaire gauche, puis au côté
opposé de la mâchoire. L'enfant ne souffrait pas mais était
gênée pour mastiquer ; au dire des parents, elle n'eut jamais de
fièvre. Trois mois après le début, la tuméfaction avait atteint
son maximum. A ce moment, son haleine devint fétide et elle
se mit à cracher du pus.

A l'examen de l'enfant, on est frappé par l'énormité de sa
mâchoire inférieure. On a partout la sensation d'un os très
hypertrophié et n'offrant extérieurement aucune portion mobile.
Son haleine est fétide. Les dents inférieures sont très éloignées
les unes des autres ; quelques-unes jouissent d'une mobilité
anormale. La pression sur la gencive fait sourdre du pus au
niveau de la première molaire inférieure gauche. L'enfant ne
souffre pas ; elle mange et dort très bien ; pas de fièvre ; son état
général reste excellent.

Opération. — 22 juin. Anesthésie au chloroforme. M. Curtillet décolle facilement, avec la rugine, la gencive qui découvre
un os jaunâtre et nécrosé, au niveau de la molaire malade. Elle est

décollée sur tout le bord alvéolaire et permet alors de saisir avec un davier un séquestre mobile, que l'on retire facilement et qui représente la partie moyenne du fer à cheval du maxillaire, avec les dents qu'il supporte. Un flot de pus arrive alors par la cavité ainsi produite. Le doigt introduit reconnaît encore de nombreux fragments mobiles qui sont extraits successivement par le bord gingival. L'exploration permet de constater que la face interne de l'os a été conservée intacte et que seuls le diploé et la table externe ont été nécrosés et enlevés. Les branches montantes, quoique d'un état douteux, paraissent encore solides. En avant de la table externe et de chaque côté, s'est formée une lame osseuse périostique épaisse et résistante, formant avec la table interne une large gouttière ouverte en haut que l'on bourre de gaze iodoformée. Le pansement est fait tous les jours ; l'enfant est nourrie d'aliments liquides. La gouttière maxillaire se comble lentement de la profondeur à la surface ; la tuméfaction décroît progressivement ; l'état général est satisfaisant.

3 août. — La tuméfaction reparaît au niveau de la joue gauche et devient bientôt considérable ; la peau y est tendue et luisante. L'enfant ne souffre pas, mais un écoulement abondant de pus à l'extrémité gauche de la gouttière fait soupçonner un séquestre de la branche montante.

Anesthésie au chloroforme ; M. le Dr Cochez, chef de clinique, incise au bistouri la partie postérieure de la gencive et la muqueuse sur le bord antérieur de la branche montante, et découvre un os nécrosé ; un davier droit le saisit et une légère traction amène la branche montante tout entière, y compris l'angle et le condyle. Une coque osseuse, épaisse et périostique s'était également formée à ce niveau, de sorte que le maxillaire ne subit aucune déviation. Malgré l'absence de condyle, les mouvements de la mâchoire sont assez réguliers. ce qui fait espérer une guérison favorable sans ankylose.

15 septembre. — L'enfant est complètement guérie. Les cavités maxillaires sont comblées ; plus de pus ; l'haleine n'est plus fétide ; la mandibule est énorme et semble projetée en avant. La mâchoire a conservé presque toute l'amplitude de ses

mouvements, permettant à la malade de manger et de parler sans difficulté. L'enfant quitte le service.

OBSERVATION IV

Motty, *Société de chirurgie*, avril 1897.

Rôle du canal dentaire dans la propagation des affections d'origine dentaire.

Un soldat se présente avec une fistule de la région parotidienne droite, qui a pour cause la carie de la première grosse molaire inférieure droite. Un stylet conduit sur un maxillaire dénudé sur une assez grande surface. M. Motty fait une incision de **6** centimètres de l'angle de la mâchoire au voisinage du menton ; il tombe sur une surface rugueuse remontant jusqu'au voisinage du condyle d'une part, et du tiers supérieur de l'apophyse coronoïde de l'autre. Cette surface est limitée en bas par un rebord osseux situé un peu au-dessus de l'angle. Comme il n'y avait aucune ligne de démarcation entre l'os sain et la partie malade, M. Motty attendit que la séquestration se fît. Dans deux interventions ultérieures il ouvrit le canal dentaire, enleva des parcelles osseuses et, comme la suppuration continuait, il se décida à sectionner la mâchoire en remontant de l'angle au tiers moyen du bord antérieur de la branche montante et à extraire le fragment supérieur.

L'examen de la pièce montra que la seule voie de propagation de l'infection a été le canal dentaire inférieur. En effet, l'os est normal entre la dent malade et l'angle de la mâchoire, tandis qu'il est dénudé de l'épine de Spix à l'échancrure sigmoïde ; de plus le canal dentaire est atteint d'ostéite pariétale.

OBSERVATION V

M. Vincent (d'Alger). *Archives provinc. de Chirurgie*, 1895.

*Nécrose du maxillaire inférieur consécutive à l'évolution
d'une dent de sagesse. Destruction du nerf dentaire.*

M. X.. , âgé d'environ trente-cinq ans, est atteint dans les derniers mois de l'année 1888, de douleur avec gonflement de la mâchoire inférieure au niveau des dernières molaires droites. Il se produit une série de fluxions qui aboutissent à la suppuration. Le dentiste auquel le malade s'était confié traita pendant plusieurs mois ces fluxions dentaires ; puis en présence de la suppuration persistante et de la mobilité de la dent il se décida à en faire l'extirpation.

Environ huit jours après l'ablation de cette dent, le malade portant le doigt au fond de la bouche sentait une partie rugueuse mobile et retirait une esquille à odeur infecte. Il se rendit aussitôt chez le dentiste qui lui conseilla de consulter un chirurgien en raison de la lésion du maxillaire, rendue évidente par le morceau d'os enlevé.

Quand je vois ce malade en avril 1889, il existe une suppuration abondante dans la bouche, des douleurs assez vives et un empâtement marqué surtout au niveau de l'angle de la mâchoire. De plus je reconnais l'existence d'une plaque anesthésique siégeant sur la lèvre inférieure, depuis la commissure jusqu'à la ligne médiane et du bord libre à plusieurs centimètres au-dessous, occupant aussi bien la muqueuse que la surface cutanée ; la même insensibilité existe sur la muqueuse gingivale du même côté. Cette constatation permet d'établir que le nerf dentaire inférieur a été détruit et par conséquent que le maxillaire est nécrosé sur une assez grande épaisseur, pour que le canal qui loge ce nerf soit intéressé.

Une première incision est faite au niveau de l'angle dn maxillaire de façon à favoriser l'écoulement du pus. Quelques jours plus tard (25 avril), le malade est endormi, et je retire par la cavité buccale un volumineux séquestre occupant la partie postérieure de la branche horizontale et une portion de la branche montante du maxillaire.

L'extirpation de ce séquestre, accompagnée de celle des deux grosses molaires, atténue immédiatement les accidents; la douleur disparaît, la suppuration diminue, et deux mois après l'écoulement était complètement tari.

Avril 1895. — A un nouvel examen du malade, on constate la persistance de la zone anesthésiée. M. X. dit qu'il s'aperçoit que toute cette surface est comme morte, ce qui démontre que la lésion du nerf dentaire a été destructive.

OBSERVATION VI

M. Vincent (d'Alger). *Arch. Prov. de Chir.*, 1895.

Éruption difficile d'une dent de sagesse. — Nécrose du maxillaire inférieur. — Paralysie du nerf dentaire. — Mort par érysipèle.

X..., trente-deux ans, n'avait jamais souffert des dents, quand, le 9 février 1895, il ressent une vive douleur au fond de la mâchoire inférieure du côté gauche. La souffrance ayant augmenté depuis ce moment, il se rend chez un dentiste qui lui dit « qu'une dent de sagesse a poussé dans la chair », et lui fait quelques prescriptions. Aucun soulagement n'étant survenu, il va consulter un médecin qui essaie de le calmer avec de la cocaïne et qui, devant l'insuffisance du médicament, le conduit chez M. le Dr Gorski. Ce dernier enlève la dent de sagesse le 18, avec la plus grande facilité, et constate qu'elle baigne dans le pus. Ce jour-là le malade souffrait beaucoup; il n'est pas soulagé par l'intervention.

Il me fait appeler le 21 février; il accuse de vives douleurs dans la région de la dent enlevée, douleur qui s'irradie dans la joue gauche, derrière la mâchoire et vers la nuque. Insomnie complète depuis plusieurs nuits. La constriction des mâchoires est extrême et gêne l'exploration. Il n'y a pas encore beaucoup de gonflement des parties molles extra-buccales; la mastication est impossible et le malade ne s'alimente que difficilement avec des liquides ; il existe des accès de fièvre.

Je recherche l'état du nerf dentaire inférieur et je constate l'anesthésie de tout le territoire sur lequel il se distribue. Il n'existe plus de sensibilité au toucher, ni à la piqûre des téguments cutanés innervés par le nerf mentonnier, ni de la muqueuse labiale et gingivale du même côté. La pression exercée sur les dents n'est pas sentie comme sur le côté sain.

J'appelle l'attention du malade sur ces phénomènes d'insensibilité; il me répond qu'il les avait déjà constatés, et qu'il s'en est aperçu, il y a plus d'une semaine, en se gargarisant. La bouche est mal entretenue ; les dents sont couvertes de tartre ; en raison de la constriction des mâchoires et de l'intensité de la douleur, je ne puis reconnaître l'état du maxillaire au niveau de la dent de sagesse; toutefois, je constate l'issue du pus provenant du foyer dentaire.

Les douleurs persistant toujours très vives, et la tuméfaction augmentant en même temps que l'écoulement de pus devient plus abondant par la bouche, j'endors le malade, le 1er mars, avec le concours de M. le Dr Gorski, et je pratique une incision en arrière de la branche montante du maxillaire; un drain pénètre par cette ouverture, contourne l'os en arrière, et vient plonger dans le foyer buccal. Je constate, en même temps, que le maxillaire est dénudé sur une assez grande surface, et que dans l'angle de réception de la troisième grosse molaire, il présente une double crête rugueuse.

Cette intervention donne un bon résultat; les souffrances disparaissent presque entièrement, la fièvre cesse, l'écoulement du pus diminue, l'appétit revient et le malade peut, au bout de quelques jours, sortir de sa chambre.

Toutefois une nouvelle poussée phlegmoneuse se produit le

18 mars et, pour faciliter l'issue du pus de ce nouveau foyer, un second drain est passé par l'ouverture rétro-maxillaire jusque dans la bouche en longeant la face externe de la branche montante.

Nouvelle amélioration. Malheureusement, le 25 mars, un érysipèle de la face se développe brusquement et le malade succombe le 3 avril. L'autopsie n'a pu être faite. Elle aurait probablement montré une nécrose de la branche montante, qui depuis longtemps se trouvait dénudée sur ses deux faces et était le siège d'une suppuration prolongée. L'anesthésie du territoire du mentonnier confirme l'existence d'une nécrose intéressant le canal dentaire.

OBSERVATION VII

Depaül. *Bul. Soc. Anat.*, 1875.

Nécrose de l'angle de la mâchoire avec parties des branches horizontale et verticale, consécutive à la scarlatine.

M. Depaul présente une portion du maxillaire inférieur extraite sur une jeune fille de huit ans. Elle s'est trouvée dans de mauvaises conditions hygiéniques. Il y a six mois, elle aurait eu, au dire des parents, une fièvre inflammatoire qui aurait été suivie de carie dentaire. Une fluxion était survenue et cette dernière aurait été interrompue par une scarlatine. A la suite de cette affection un abcès se serait formé et ouvert dans la bouche et en dehors. Lorsqu'elle fut présentée elle portait une tumeur de l'angle gauche de la mâchoire inférieure, avec fistules ; dans la bouche est une saillie osseuse noirâtre ; le pus qui s'écoule est fétide ; deux dents temporaires et une permanente avaient été extraites. Une incision est faite dans la bouche pour enlever le fragment osseux qui y fait saillie. Le séquestre enlevé comprend l'angle, une portion des branches horizontale et verticale du maxillaire.

OBSERVATION VIII

Pietkievicz. — Recueillie dans le service de M. Verneuil,
hôpital Lariboisière.

*Nécrose de la branche horizontale du maxillaire inférieur,
consécutive à la carie de la deuxième grosse molaire inférieure droite. — Ablation du séquestre. — Guérison.*

3 octobre 1866. — Le nommé P..., âgé de trente-huit ans,
n'avait jamais souffert des dents, lorsqu'il y a un mois et demi,
une douleur vive se manifesta dans la deuxième grosse molaire
droite, profondément cariée depuis longtemps, mais restée indo-
lente jusqu'à ce jour. Crise douloureuse s'accompagnant de
douleur à la pression, d'impossibilité de la mastication, et d'une
sensation d'allongement de la dent malade. Trois ou quatre
jours après le début de ces accidents apparut une fluxion avec
contracture des mâchoires. La fluxion abandonnée à elle-même
aboutit, après cinq ou six jours, à un abcès qui s'ouvrit spontanément au dehors. En même temps le malade s'aperçut qu'une
certaine quantité de pus s'écoulait par la bouche, sortant de la
mâchoire au voisinage de la dent malade, dont l'ébranlement et
et le soulèvement s'étaient considérablement accrus. Bientôt la
dent tombe spontanément. Les accidents ne sont pas suspen-
dus, et de nouvelles ouvertures se font à l'extérieur, près de la
première. Actuellement, après un mois et demi de cet état, le
malade, profondément amaigri par l'abondante suppuration, a sa
région maxillaire perforée de cinq fistules. La bouche qui s'ouvre plus aisément permet de constater que toute la portion de la
branche horizontale droite, comprise entre la canine et l'angle,
est mobile au milieu des parties molles, et baigne dans le pus
qui sort de tous côtés.

Opération. — Par une incision de 12 centimètres, parallèle au
bord inférieur du maxillaire, on pratique à l'aide d'un davier

droit l'ablation de séquestres qui comprennent l'étendue indiquée entre la canine, restée étrangère à la lésion, et la base de la branche montante. Quatre dents sont en même temps retirées, les deux prémolaires, les première et troisième molaires, elles sont restées saines. Les suites de l'opération sont simples. Le malade sort de l'hôpital au bout d'un mois.

OBSERVATION IX

Bryant. *Guy's Hospital Reports*, 1878.

Nécrose du condyle des branches montante et horizontale du maxillaire inférieur. — Guérison avec mouvements parfaits de l'articulation.

Caroline C.., six ans, entra dans mon service à l'hôpital Guy, en avril 1868, pour une affection du côté droit du maxillaire inférieur. Le mal avait débuté deux ans auparavant par un abcès, sans traumatisme et sans fièvre, et avait été suivi d'une affection de l'os. Plusieurs petits fragments avaient été rejetés. Quand nous vîmes la malade, tout le côté droit de la mâchoire et de la joue était très tuméfié; des trajets fistuleux allaient jusqu'à l'os; quatre d'entre eux étaient au-dessous de l'angle, les autres s'ouvraient dans la bouche. Le mal semblait très étendu. Il y avait quelques mouvements dans la partie malade. Le 12 mai les fistules de la partie inférieure de la mâchoire furent agrandies, et on extirpa un grand fragment de l'os comprenant le condyle et une portion de la branche montante. Un second fragment fut enlevé par la bouche et provenait de la branche horizontale.

9 juillet. — La suppuration était tarie et l'enfant pouvait mouvoir sa mâchoire comme si elle avait été en parfait état. Dans ce cas la guérison fut très remarquable. Il est probable que si la malade eût été plus âgée, les résultats n'eussent pas été aussi heureux.

OBSERVATION X

Walther, *Bul. Soc. anat.*, 1879.

*Nécrose du maxillaire inférieur par ostéomyélite
consécutive à une avulsion dentaire.*

M... Louis, âgé de onze ans, entre à l'hôpital de la Charité,
salle A. Paré, le 4 octobre. Il y a environ un an, à la suite de
l'avulsion d'une dent, il y eut ostéomyélite aiguë de l'angle
gauche de la mâchoire. Le gonflement étendu à toute la joue
persiste après ouverture d'un abcès au niveau de l'angle. Un
autre abcès s'est ouvert au niveau de l'apophyse zygomatique.

A son entrée, le malade présente une tuméfaction considérable
de toute la joue gauche; constriction des mâchoires; deux
trajets fistuleux aux points d'ouverture des abcès. Par ces trajets,
on arrive sur un séquestre dur, un peu mobile à sa partie inférieure, qui semble remonter très haut sur la branche montante
du maxillaire. Incision est faite en L, au niveau de l'angle, ne
remontant qu'à un centimètre et demi au-dessus de lui, sa
branche horizontale s'étendant à 5 centimètres en avant. L'extrémité inférieure du séquestre est dégagée à l'aide de la rugine,
mais on ne peut mobiliser la partie supérieure profondément
enclavée sous le masséter et qui semble remonter très haut. Une
incision horizontale, passant par la fistule supérieure, découvre
l'apophyse qui est nécrosée et réséquée. On sent alors l'extrémité supérieure du séquestre qui occupe toute la branche montante ; en le repoussant par le haut, un davier tirant fortement
son extrémité inférieure, on réussit à l'extraire, mais en fractu-
rant obliquement sa partie supérieure. On constate que l'os s'est
reproduit aux dépens du périoste de la face interne du maxillaire ; il existe là une lame osseuse de nouvelle formation qui se
recourbe en avant en forme de gouttière de façon à invaginer le
séquestre.

L'enfant quitte l'hôpital dans le courant d'octobre en voie de guérison.

Par juxtaposition, les deux fragments du séquestre représentent toute la branche montante du maxillaire y compris ses deux apophyses, dont la fourche enclavée dans l'os de nouvelle formation, a nécessité pour l'extraction la fracture de l'une d'elles.

OBSERVATION XI

Péan, *Clinique chirurgicale*, 1892.

Nécrose partielle du maxillaire inférieur
consécutive à une avulsion dentaire. — Guérison.

R... Charles, cinquante ans, représentant de commerce, entre, le 15 janvier 1887, salle Cloquet.

L'état général a toujours été excellent.

Il y a trois mois, avulsion d'une grosse molaire inférieure gauche. Peu après, tuméfaction de la région sous-maxillaire correspondante. Il y a deux mois, incision d'un abcès dans cette région ; depuis, l'écoulement purulent est continuel. Il y a un mois, extirpation de deux petits séquestres.

Etat actuel : On constate dans la région sous-maxillaire gauche l'orifice de la fistule qui se dirige sur l'os. La suppuration existe également au niveau du bord alvéolaire. Les dents voisines sont saines. L'état général est excellent.

15 janvier. — Incision parallèle au bord inférieur gauche de la mâchoire ; l'os est mis à nu et un séquestre mesurant 2 centimètres dans chaque dimension est enlevé. Les fongosités sont raclées à la curette. Draînage, sutures au crin de Florence.

27 janvier. — Cicatrisation complète. On constate au niveau des gencives, près de la canine inférieure gauche, une petite tuméfaction.

OBSERVATION XII

Péan, *Clinique chirurgicale*, 1886-87.

*Ostéopériostite nécrosique du maxillaire inférieur.
Ablation du séquestre. — Guérison.*

L... Aimable, trente-deux ans, couturière, entre, le 8 janvier 1887, salle Denonvillers.

Rien dans ses antécédents héréditaires. A eu, en 1886, une perforation du voile du palais, actuellement cicatrisée et qui a guéri par le traitement antisyphilitique. Depuis cinq semaines, elle souffrait de la première molaire inférieure gauche cariée, qu'elle fit arracher. Un abcès était déjà formé, et on sentait une saillie douloureuse sur la branche horizontale de l'os. Depuis ce moment, du pus s'écoule par l'orifice d'extraction de la dent, et toute la région est douloureuse.

Au moment où la malade vient nous voir, le stylet introduit par l'orifice sent un os dénudé. Débridement sur la gencive et extraction d'un fragment alvéolaire de 2 centimètres de long. Quelques badigeonnages de teinture d'iode, et application dans l'intérieur du foyer de tampons d'iodoforme complètent le traitement.

16 janvier. — Guérison complète.

OBSERVATION XIII

Péan, *Clinique chirurgicale*, 1883-84.

*Ostéopériostite traumatique et séquestre du maxillaire inférieur.
Ablation d'un séquestre. Guérison.*

Léopold H..., douze ans, entré le 8 décembre 1883. Salle Cloquet. Pas de scrofule. Au mois de juin de cette année reçut un coup de pied sur le côté droit du maxillaire inférieur. Tuméfaction et abcès.

7 juillet. — Incision et grattage. Fistule depuis lors. Actuellement fistule conduisant sur l'os dénudé. Ablation d'un séquestre de 2 cm 1/2 sur 2 centimètres, un peu en avant de la branche montante du maxillaire inférieur. Pansement de Lister.

26 décembre. — Suppuration insignifiante. Exéat.

OBSERVATION XIV

Bryant, *Guy's Hospital Reports*, 1870.

*Nécrose de la symphyse du maxillaire inférieur,
consécutive à la rougeole.*

Henriette V..., deux ans et demi, reçut mes soins à l'hopital Guy le 20 janvier 1866 pour une nécrose de la symphyse du maxillaire inférieur, consécutive à une rougeole ayant évolué huit mois auparavant. Le 22 janvier j'extirpai par la bouche, sans hésitation, la portion nécrosée, comprenant la symphyse et la branche horizontale, jusqu'au trou mentonnier du côté droit. La guérison suivit rapidement.

Dans ce cas l'os était nécrosé dans toute sa hauteur et son épaisseur, et le mal avait débuté de bonne heure (2 ans). De tels cas sont rares.

OBSERVATION XV

Blondeau, thèse, Paris, 1862.

*Nécrose du maxillaire inférieur consécutive à une stomatite
ulcéro-membraneuse.*

Artémise N..., quatre ans, a la rougeole qui dure quatre jours. Immédiatement après survient une stomatite ulcéro-membraneuse, haleine fétide, gencives d'un rouge sombre, tuméfiées, molaires saignant facilement, langue blanche, diarrhée. L'ulcération grandit et occupe la face interne de la joue droite depuis la commissure jusqu'à la deuxième molaire, puis une autre se forme allant des incisives à la moitié de la gencive droite. Cautérisations.

Les jours suivants, l'ulcération augmente ; les tissus gangreneux s'éliminent et laissent à nu la face externe du maxillaire. On enlève la canine avec les doigts ; puis une autre plaque gangreneuse fait de rapides progrès près des incisives gauches.

Quelques jours après on constate que le maxillaire inférieur gauche est complètement dénudé sur une étendue de 2 centimètres de haut sur 1 centimètre de large. La portion du maxillaire nécrosée la première se sépare des tissus sains. On peut enlever avec un davier le séquestre du côté droit ; cicatrisation rapide. Le séquestre est noirâtre, aminci sur les bords, et a 2 centimètres de haut sur 1 centimètre de large, de forme losangique à face interne couverte des vestiges des cloisons alvéolaires. Deux mois plus tard le séquestre du côté gauche tombe, il est un peu plus petit que le précédent. Quelque temps après existe une cicatrice déprimée, solide à droite et à gauche, correspondant à l'endroit où était le séquestre.

OBSERVATION XVI

Bryant, *Guy's Hospital Reports*, 1870.

Nécrose de l'apophyse coronoïde consécutive à la rougeole.

Charlotte G... quatre ans, me fut amenée à l'hôpital Guy le 21 janvier 1861 pour une affection du maxillaire inférieur.

Elle était survenue neuf mois auparavant à la suite d'une rougeole. Plusieurs portions d'os provenant de la branche droite avaient été rejetées par la bouche, et le 28 janvier je retirai l'apophyse coronoïde tout entière et un fragment de la branche horizontale de l'os, voisins de la symphyse et comprenant toute l'épaisseur de l'os. La guérison fut bonne avec tous les mouvements de la mâchoire.

Remarque. — Dans ce cas, toute l'épaisseur de l'os près de la symphyse et de l'apophyse coronoïde était nécrosée et contenait les dents de la seconde dentition.

Il se reforma un bon maxillaire quoique dépourvu de dents.

OBSERVATION XVII

Waston, *Monthly review of dental Surgery*, décembre 1880.

Accident de la dent de sagesse. — *Phlegmon du cou.* — *Nécrose du maxillaire inférieur.* — *Abcès métastatiques du poumon, de la rate et du foie* (résumée, Dumont, thèse, Paris 1894).

Un jardinier de vingt-huit ans, un peu amaigri par les privations, eut un abcès dans la bouche à la suite d'une carie de la dent de sagesse inférieure droite, qui se creva dans la cavité buccale.

28 janvier 1880. — On draine l'abcès et on lave chaque jour avec une injection d'eau boriquée. Le 6 février, tuméfaction inflammatoire sous le menton, que l'on incise. Le 7 février on s'aperçoit que le pus est fétide. L'œdème persiste malgré les lavages et depuis ce moment l'état du malade va en empirant; il y a des phénomènes septicémiques manifestes.

A l'autopsie, on constate un décollement du périoste et nécrose du maxillaire inférieur. On trouve de plus dans le poumon, le foie et la rate, des abcès métastatiques en assez grand nombre.

OBSERVATION XVIII

Delucq, thèse de Paris 1897.

*Ostéomyélite infectieuse multiple, chez une enfant
de treize jours.*

Marie G... treize jours, 9 juillet 1897, hôpital Trousseau,
service de M. Lannelongue.

Depuis sa naissance l'enfant ne fait que crier. L'accouchement
a eu lieu normalement à terme, sans que la mère ait eu un seul
moment de fièvre.

6 juillet. — Tuméfaction à la partie antéro-interne de la cuisse
droite. Cette tuméfaction, de la grosseur d'un œuf de pigeon, est
sans connexions avec le squelette. Pas de fluctuation et une
ponction pratiquée à ce niveau ne donne pas de pus.

7 juillet. — Une autre tuméfaction apparaît au-dessous du
maxillaire inférieur, elle est nettement fluctuante.

9 juillet. — Incision de cet abcès. Le stylet arrive sur un os
dénudé. L'os est gratté à la curette ; pansement à la gaze iodoformée.

12 juillet. — Une troisième tuméfaction fluctuante apparaît
sur le dos de la main droite et remonte jusqu'au poignet. Après
incision, on trouve un tendon sphacélé baignant dans du pus et
reposant sur le quatrième métacarpien, qui, malade, est évidé à
la curette.

Du côté de l'olécrane, on remarque aussi un abcès, mais qui
semble superficiel et sans connexions osseuses.

La tuméfaction de la cuisse droite n'a pas bougé. Le 13,
croyant sentir un peu de fluctuation, on l'incise sans trouver de
pus. Sur la cuisse gauche, est une rougeur très accentuée.

L'enfant n'a pas été ramenée. Elle a certainement succombé.

OBSERVATION XIX

Faisst, *Beitr. zur klin. Chir.*, XV, 3.

Nécrose totale de la mâchoire inférieure par ostéomyélite.

Jeune fille, douze ans. Il y a deux ans, a eu une fièvre intense avec empâtement de la région maxillaire. Ne pouvait ni manger, ni boire. La fièvre a duré trois mois. Un abcès se produisit à droite sous le maxillaire. Il s'évacue par une fistule qui se referme seule. Les dents tombèrent plus tard. Depuis quinze jours un fragment osseux fait saillie dans la bouche et empêche de la fermer.

A la palpation, on reconnaît une nécrose totale, s'étendant jusqu'aux articulations temporo-maxillaires. Un pus fétide s'écoule par la bouche. On fait une section de la mâchoire et les deux moitiés sont enlevées facilement. L'opération a été tardive. La malade était albuminurique.

OBSERVATION XX

Ulcération de la carotide interne consécutive à une nécrose du maxillaire inférieur par arthrite de la deuxième grosse molaire droite inférieure (Dumont, thèse Paris, 1894).

F. M..., soixante et un ans, entre le 7 février 1864, dans le service de M. Demarguay, pour une tumeur de la région rétro-maxillaire. Il a beaucoup souffert des dents du côté droit, surtout il y a six mois. La tumeur a apparu à cette époque. De fortes douleurs ont accompagné l'apparition au niveau de l'angle d'une petite tuméfaction fluctuante, qui depuis augmente progressivement de volume. En décembre 1863, deux ponctions sont faites, on retire deux verres de liquide jaunâtre couleur café au lait. Deux nouvelles ponctions sont faites quinze jours après.

Il y a un mois (janvier 1864), pendant la nuit la tumeur s'ouvrit dans la bouche et évacua un pus semblable à celui des ponctions. La tumeur diminue, mais la suppuration très fétide persiste par la bouche.

En février, il craint d'étouffer et éprouve dans la moitié de la face et du front de violentes douleurs; il entre alors à l'hôpital. Toute la région est empâtée au maximum au niveau de l'angle. Ni rougeur, ni chaleur, peau mobile; douleur intense; fluctuation au niveau de l'angle et du bord antérieur du masséter. Haleine fétide.

Dans la bouche, carie des deux premières molaires droites inférieures. Pus verdâtre, sort par fistule du vestibule près de la deuxième molaire; par le vestibule on sent l'os dénudé et nécrosé. La sonde pénètre très profondément. L'orifice de la fistule est agrandi pour évacuer le pus. Diagnostic : abcès avec nécrose d'une portion du maxillaire. En attendant de pouvoir extraire le séquestre par la bouche, on prescrit des gargarismes au permanganate de potasse au millième. Le pus conserve sa couleur, son odeur, sa quantité Le 17 février F. M... fait remarquer qu'il ne sent plusle contact, au niveau de la moitié droite de la lèvre inférieure (zone du mentonnier). On peut, en effet, piquer très profondément le malade à ce niveau sans qu'il accuse de sensation douloureuse. On en conclut que la nécrose a envahi une portion du canal dentaire, détruisant le nerf dentaire qui le parcourt.

19 février. — Malaise, céphalalgie, vertiges, crache du sang mêlé au pus; le soir à 11 heures, hémorragie par le foyer durant une heure. Elle est arrêtée par des tampons de perchlorure de fer sur la fistule. Le sang rutilant et mousseux mêlé à un peu de pus fait songer à une ulcération de la carotide ou une de ses branches.

20 février. — A 4 heures soir, nouvelle hémorragie qui amène la mort en moins de cinq minutes.

Autopsie. — Incision sur le bord antérieur du sterno-mastoïdien, près de l'angle ; ouverture d'une cavité du volume d'un gros œuf, pleine de caillots sanieux très fétides ; elle est limitée : 1° en dehors par le sterno-mastoïdien, l'aponévrose cervicale et les débris du masséter en partie détruit ; 2° en arrière, par la parotide ulcérée à sa face antérieure et le ptérygoïdien interne existant à la partie postérieure seulement ; 3° en dedans et en bas par les muscles de la région sus-hyoïdienne, la muqueuse buccale et le pharynx ; 4° en avant et en haut par la partie du corps du maxillaire voisin de la symphyse. Le doigt, introduit dans la cavité, tombe sur le maxillaire nécrosé, depuis l'orifice postérieur du canal dentaire, jusqu'au trou mentonnier. L'angle de la mâchoire n'existe plus. Les deux portions restantes de la moitié droite sont réunies par le bord alvéolaire nécrosé, mais non mobile. Quelques parcelles osseuses se trouvent dans la cavité éparses parmi les caillots. La cavité est tapissée de bourgeons bruns noirâtres, recouverts de débris putrilagineux. Cette poche communique avec la bouche, par les alvéoles des deux premières molaires. Dans la partie profonde est le paquet vasculo-nerveux.

Dissection de la carotide primitive et de ses deux troncs. En injectant de l'eau dans la carotide primitive, le liquide inonde la cavité par un orifice recherché à la sonde cannelée, et qui se trouve être sur la carotide interne. La dissection montre un orifice ovale, irrégulier, à grand diamètre vertical, de 6 millimètres, et situé à 4 centimètres, environ, de la bifurcation de la carotide primitive. Les parois de l'artère sont infiltrées, les bords de l'orifice déchiquetés. Pas de caillots dans le vaisseau. Veine jugulaire et pneumogastrique indemnes.

Rien de notable dans les autres organes ; vacuité de toutes les veines.

CONCLUSIONS

I. La nécrose du maxillaire inférieur se rencontre le
plus souvent pendant la période d'évolution dentaire,
c'est-à-dire de la naissance à l'âge adulte. Durant
cette période, l'activité physiologique de l'os, les nombreuses causes qui débilitent l'organisme, les fréquentes
lésions gingivales ou dentaires préparent le terrain à
l'inflammation et ouvrent des portes aux germes infectieux.

II. La nécrose succède toujours après un plus ou
moins grand délai à une inflammation : elle est précoce
et rapide, en général, chez les sujets débitités ou intoxiqués par le phosphore, le mercure ou l'arsenic ; tardive
et lente, le plus souvent, chez les sujets robustes et
sains.

III. La nécrose rapide débute presque toujours par
le bord alvéolaire, suit pas à pas l'inflammation partie
de ce bord, peut comme elle y rester localisée, ou
gagner un territoire plus ou moins étendu, quelquefois
l'os entier.

La nécrose lente débute très rarement par le bord

alvéolaire, mais le plus souvent par l'angle ou la branche montante du maxillaire inférieur, où l'inflammation partie d'un alvéole est propagée par fusion du pus dans le canal dentaire ou sous le périoste décollé.

IV. Le décollement, souvent très étendu, du périoste par le pus au niveau de la branche montante ou de l'angle, n'est pas fatalement suivi de nécrose ; une intervention hâtive peut écarter celle-ci.

V. Dans les cas où l'on constate de l'empâtement de la fluctuation au niveau de l'angle avec décollement étendu du périoste, on doit toujours songer à une nécrose limitée à l'angle, et particulièrement à sa face interne, nécrose qui peut parfois n'être découverte que par une exploration bien conduite, après débridement cutané du foyer.

VI. Dans tous les cas d'ostéite du maxillaire inférieur, on doit intervenir hâtivement et donner une large issue au pus pour éviter la nécrose ou la limiter.

VII. Le maintien en place d'un séquestre mobile, dans un but esthétique, expose le malade à de graves dangers en entretenant la suppuration et en retardant la guérison. La mobilité d'un séquestre étant reconnue, on doit enlever celui-ci sans temporiser ; on parera ensuite, s'il y a lieu, aux déformations consécutives par prothèse ou autres artifices.

VIII. Certaines lésions initiales, paraissant négligeables, mais pouvant donner lieu à de graves lésions du maxillaire et à des complications redoutables, qui mettent parfois la vie des malades en danger, il faut toujours veiller à la propreté de la bouche, surtout chez les enfants, et, dans les cas de lésions, même minimes, des gencives ou des dents, se mettre en garde contre les accidents possibles pour les éviter ou les arrêter dès qu'ils sont soupçonnés.

BIBLIOGRAPHIE

AGUILLON, Contrib. à l'ét. des accid. de la dent de sagesse inf.,
Paris, 1879.

ARCHER, Abcès odontopath. compl. de dénud. du max. inf.
(th., Paris 1887).

BARMONDY, Consid. sur les abc. dent. (th., Paris 1879).

CORNUDET, De la dent de sag. Accidents provoq. par son érupt.
(th., Paris 1887).

CRUET, Caries dent. compliq. (th., Paris 1879).

DELUCQ, Ostéomyélite du max. inf. (th., Paris 1897).

DUMONT, Phlegmons périmaxillaires (th., Paris 1894).

LANNELONGUE, Reprod. du max. inf. (Soc. chirurg., 1882).

MARTIN, Prothèse immédiate du resec. max. inf., 1891.

MAGITOT, Ostéopériost. alv. dent. (Arch. gén. méd., 1867).

MOTY, Nécrose max. inf. (Bull. Soc. Chir., 1892-97).

OLLIER, Régén. des os, 1867.

PIETKIEVICZ, Périost. alvéolo-dent. (th., Paris 1876).

POIRIER, Anatomie humaine.

PONCET, Affect. des os (Traité Chir., Duplay-Reclus, 1897).

RAGNAUD, Nécr. max. chez les enfants (th., Lyon 1892-93).

RAMBAULT, Orig. et dévelop. des os.

TESTUT, Anatomie humaine.

VERNIER, Nécrose du max. inf. (th., Paris 1880).

VINCENT, Signe préc. de nécr. du max. inf. (Arch. prov. chir.,
1895).

WALTHER, Ostéom. du max. inf. (Bull. Soc. anat., 1889).

VINSAC, Considér. sur abc. sous-périost. conséc. à carie dent.
(th., Paris 1874).

TABLE

www.ingramcontent.com/pod-product-compliance
Ingram Content Group UK Ltd.
Pitfield, Milton Keynes, MK11 3LW, UK
UKHW022258120726
13694UKWH00003B/1104